DIETA DE CARB CYCLING 2024

120 Receitas Estratégias Nutricionais Avançadas O Método Definitivo para Perder Peso sem abrir mão dos Carboidratos

TERY LONG

ISENÇÃO DE RESPONSABILIDADE

Este livro tem como objetivo fornecer material útil e informativo sobre os temas abordados na publicação. Ele é vendido com o entendimento de que o autor e o editor não estão envolvidos na prestação de quaisquer serviços médicos, de saúde ou outros serviços profissionais pessoais no livro. O leitor deve consultar seu médico, profissional de saúde ou outro profissional competente antes de adotar qualquer sugestão deste livro ou tirar qualquer conclusão. O autor e o editor isentam-se expressamente de qualquer responsabilidade por qualquer responsabilidade, perda ou risco, pessoal ou não, decorrente, direta ou indiretamente, do uso e aplicação de qualquer conteúdo deste livro.

NOTA PARA A CANECA

No contexto deste livro, quando nos referimos a "uma xícara" como unidade de medida de ingredientes, queremos dizer usar uma xícara de cozinha padrão com capacidade de aproximadamente 240 mililitros. É essencial usar um copo medidor para obter as quantidades certas de ingredientes. Se não tiver copo medidor, pode usar um copo medidor graduado, certificando-se de que corresponde corretamente às proporções indicadas. Aqui estão alguns exemplos 1 Xícara de farinha 100 gr. 1 xícara de arroz 200 gr. 1 Xícara de Quinoa 200 g, Recomenda-se nivelar os ingredientes secos da xícara com uma espátula ou lâmina de faca para obter uma medida precisa. Para ingredientes líquidos recomenda-se encher o copo até a borda, sem apertar ou deixar espaços. No entanto, é importante ter em mente que as medidas dos ingredientes podem variar.

RECEITAS APERITIVOS

RECEITAS PRIMEIROS PRATOS

RECEITAS SEGUNDO PRATOS

225 FRANGO ASSADO COM MOLHO DE ABACATE

227 CAMARÕES GRELHADOS COM MANTEIGA DE ALHO

229 COSTELAS DE PORCO ASSADA COM ESPECIARIAS

231 CURRY DE FRANGO COM LEITE DE COCO

233 LINGUADO FRANCÊS COM MANTEIGA E SALSA

235 PEITO DE PERU RECHEADO COM ESPINAFRE E QUEIJO

237 ALMÔNGUELAS DE FRANGO COM MOLHO DE TOMATE

240 ATUM GRELHADO COM MOLHO DE AZEITONA PRETA

242 CARIL DE PORCO COM BRÓCOLI

244 FRANGO COM MOLHO DE CAJU E LEGUMES

246 BIFE DE SALMÃO COM MOLHO PESTO

273 OMELETATA DE OVOS COM BACON E BATATAS

276 CURRY DE FRANGO COM ARROZ INTEGRAL

278 LINDO FRANCÊS COM RISOTTO DE COGUMELOS

281 PORCO MOSTARDA COM CENOURA PURA

283 CAMARÕES EM CREME DE COCO COM ZOODLES

286 CARNE DE PORCO COM SALADA DE CALES

289 FRANGO COM GERGELIM COM BRÓCOLIS NO VAPOR

291 SALMÃO GRELHADO COM MOLHO DE MANTEIGA DE AMÊNDOA

293 ATUM GRELHADO COM MOLHO DE ABACATE

INTRODUÇÃO O QUE É A DIETA CARB CYCLING

Dieta de ciclismo de carboidratos: a maneira definitiva de perder peso, aumentar a energia e transformar seu corpo sem abrir mão dos carboidratos Descrição: Você já quis uma maneira de desfrutar de carboidratos sem comprometer sua perda de peso ou objetivos de condicionamento físico? Você já se perguntou se existe um método que possa lhe oferecer o melhor dos dois mundos: o prazer de comer e a satisfação de obter resultados concretos? Bem-vindo ao mundo do Carb Cycling. "Carb Cycling Diet é o seu guia essencial para compreender e dominar uma das estratégias nutricionais mais eficazes e sustentáveis no mundo da saúde e do fitness. Esta dieta não é uma moda passageira, mas uma abordagem comprovada que permite colher os benefícios dos carboidratos em os momentos certos, enquanto você queima

gordura e construir músculos. O que você encontrará neste livro: Introdução detalhada e simples: você aprenderá o que é Carb Cycling, como funciona e por que é considerado um segredo bem guardado por atletas e nutricionistas. Planos de refeições personalizados: você descobrirá como adaptar o Carb Cycling às suas necessidades específicas, seja para perder peso, ganhar massa muscular ou simplesmente melhorar sua saúde geral. Receitas saborosas e fáceis de preparar: Desfrute de refeições deliciosas e nutritivas que o manterão saciado e satisfeito enquanto atinge seus objetivos dietéticos. Estratégias para sucesso a longo prazo: você aprenderá a acompanhar seu progresso, superar obstáculos comuns e permanecer motivado mesmo nos dias mais difíceis. Inspire-se nas experiências de quem transformou suas vidas graças ao Carb Cycling.

Este livro é perfeito para quem quer iniciar a jornada rumo a um corpo mais saudável e forte, sem precisar abrir mão dos alimentos que adora. Não importa se você é um iniciante ou se já experimentou outras dietas no passado, "Carb Cycling Diet fornecerá as ferramentas e o conhecimento que você precisa para alcançar resultados reais e duradouros. Descubra como Carb Cycling pode transformar a maneira como você encara a nutrição e o condicionamento físico, ajudando você a atingir seus objetivos de maneira saudável, equilibrada e satisfatória. Prepare-se para transformar seu corpo e sua vida, um carboidrato de cada vez!

QS PRINCÍPIOS FUNDAMENTAIS

Os Princípios Fundamentais do Carb Cycling, Como funciona o Carb Cycling é uma estratégia alimentar que se baseia na ingestão alternada de carboidratos nos dias da semana para otimizar a composição corporal e melhorar o desempenho físico. Mas como exatamente isso funciona? O conceito chave do Carb Cycling é adaptar a ingestão de carboidratos com base nas necessidades energéticas e metabólicas do corpo. Dias com alto teor de carboidratos: Durante esses dias, a ingestão de carboidratos é alta. Estes dias são geralmente programados para coincidir com sessões de treino intensas ou atividades físicas particularmente exigentes. O aumento de hidratos de carbono permite repor as reservas de glicogénio muscular, garantindo energia suficiente para apoiar a atividade física e promover o crescimento muscular.

Os carboidratos são usados para abastecer os músculos e prevenir a quebra de proteínas, ajudando a manter a massa muscular magra. o que ajuda a reduzir a gordura corporal. Estes dias são frequentemente combinados com sessões de treino menos intensas ou dias de descanso, quando as exigências energéticas do corpo são menores. Dias Moderados: Alguns planos de Carb Cycling também incluem dias com ingestão moderada de carboidratos. Hoje em dia oferecem um equilíbrio entre alto e baixo teor de carboidratos, mantendo a energia estável sem excesso ou deficiência. Dias moderados são ideais para manutenção e para evitar flutuações extremas nos níveis de energia e fome. Esta alternância estratégica permite maximizar os benefícios dos hidratos de carbono quando são mais necessários e minimizar a acumulação de gordura quando não o são.

Além disso, o Carb Cycling pode ajudar a manter o metabolismo ativo, evitando a desaceleração típica das dietas restritivas, e oferecendo maior flexibilidade do que outras dietas, tornando-a mais sustentável a longo prazo. Esta explicação fornece ao leitor uma compreensão clara de como funciona o Carb Cycling e por que esta estratégia é eficaz para controlar o peso e melhorar o desempenho físico.

BENEFÍCIOS DA DIETA CARB CYCLING

O ciclismo de carboidratos oferece uma série de benefícios que o tornam uma abordagem nutricional eficaz e atraente tanto para quem quer perder peso quanto para quem busca melhorar seu desempenho atlético ou manter um físico tonificado e saudável. Abaixo, analisamos os principais benefícios desta dieta: 1. Perda de peso e redução de gordura corporal Uma das principais razões pelas quais muitas pessoas escolhem o Carb Cycling é a sua eficácia na promoção da perda de peso e redução de gordura corporal. Ao alternar dias com alto e baixo teor de carboidratos, o corpo é incentivado a queimar os estoques de gordura como fonte de energia, especialmente em dias com baixo teor de carboidratos. Esta abordagem permite reduzir a gordura sem sacrificar a massa muscular, o que muitas vezes é um problema em dietas restritivas.

2. Manutenção e crescimento da massa muscular Ao contrário das dietas tradicionais com baixo teor de carboidratos, o Carb Cycling permite manter e até aumentar a massa muscular. Em dias ricos em carboidratos, o corpo recebe a energia necessária para sustentar treinos intensos, promovendo a síntese protéica e o crescimento muscular. Isto é especialmente importante para atletas, fisiculturistas e qualquer pessoa que queira um físico mais definido e tonificado. 3. Maior energia e desempenho atlético O Carb Cycling permite maximizar o desempenho atlético graças à ingestão estratégica de carboidratos. Em dias de treino intenso, o alto teor de carboidratos fornece a energia necessária para melhorar o desempenho, permitindo treinar com maior intensidade e por períodos mais longos. Isto não só ajuda a obter melhores resultados, mas também evita a fadiga e o esgotamento associados a dietas excessivamente restritivas. 4. Flexibilidade e Sustentabilidade Um

Uma das grandes vantagens do Carb Cycling é a sua flexibilidade. Ao contrário de muitas dietas que exigem restrições rígidas e contínuas, o Carb Cycling permite variar a ingestão de calorias e carboidratos com base em suas necessidades pessoais e objetivos específicos. Essa flexibilidade torna a dieta mais fácil de seguir a longo prazo, reduzindo a chance de se sentir privado ou desmotivado.5. Suporte ao metabolismo e prevenção de platô O Carb Cycling ajuda a manter o metabolismo ativo, evitando a desaceleração que geralmente ocorre em dietas prolongadas de baixas calorias. Ao alternar dias com alto e baixo teor de carboidratos, você mantém seu corpo em constante estado de "surpresa", evitando platôs metabólicos e continuando a promover a perda de peso e a composição corporal desejada. 6. Melhor sensibilidade à insulina Variar a ingestão de carboidratos no Carb Cycling pode melhorar a sensibilidade à insulina, ajudando você a controlar melhor os níveis de açúcar no sangue.

Em dias com baixo teor de carboidratos, o corpo se torna mais eficiente no uso de insulina, enquanto em dias com alto teor de carboidratos, a insulina ajuda a repor os estoques de glicogênio sem causar picos excessivos de açúcar no sangue. Esses benefícios demonstram como a Dieta Carb Cycling pode ser uma abordagem poderosa e versátil para melhorar a saúde, a composição corporal e o desempenho físico. Os leitores que adotam esta estratégia nutricional podem esperar resultados tangíveis, mantendo uma dieta equilibrada e sustentável.

AS DIFERENTES ABORDAGENS PARA O CICLISMO DE CARBOIDRATOS

A ciclagem de carboidratos não é um plano de dieta que sirva para todos; é uma estratégia flexível que pode ser adaptada a diferentes objetivos, seja perda de peso, aumento de massa muscular ou melhoria do desempenho atlético. Vamos ver como o Carb Cycling pode ser personalizado para cada uma dessas finalidades. Ciclismo de carboidratos para perda de peso O ciclismo de carboidratos é altamente eficaz para quem quer perder peso, especialmente reduzindo a gordura corporal. Nesta abordagem, o objetivo é criar um défice calórico mantendo ao mesmo tempo um metabolismo ativo e sustentável. Dias com baixo teor de carboidratos: A maior parte da semana é dedicada a dias com baixo teor de carboidratos, que promovem a queima de gordura como principal fonte de energia.

Durante esses dias, a insulina, hormônio que facilita o acúmulo de gordura, é reduzida e o corpo é estimulado a utilizar as reservas de gordura armazenadas. Dias com alto teor de carboidratos: Alguns dias por semana são designados como dias com alto teor de carboidratos para repor os estoques de glicogênio e prevenir a desaceleração metabólica, o que é comum em dietas de longo prazo. Estes dias também ajudam a manter a massa muscular, essencial para uma perda de peso saudável e sustentável. Carb Cycling para Aumento de Massa Muscular Quem procura aumentar a massa muscular encontra no Carb Cycling um aliado precioso, pois esta estratégia permite abastecer os músculos com hidratos de carbono quando mais precisam, promovendo o crescimento e a recuperação. Dias com alto teor de carboidratos: Na maior parte da semana, principalmente nos dias de musculação, haverá uma alta ingestão de carboidratos. Isso fornece aos músculos a energia de que precisam enfrenta treinos intensos e promove a síntese de proteínas, essencial para o crescimento muscular. Dias de baixo teor de carboidratos: Também para construir massa muscular, existem alguns dias de baixo teor de carboidratos, geralmente durante dias de descanso ou de treino leve. Isso ajuda a manter um equilíbrio calórico equilibrado e evita o acúmulo excessivo de gordura durante a fase de construção muscular. Carb Cycling para Desempenho Atlético Para atletas, o Carb Cycling pode ser personalizado para maximizar o desempenho esportivo, garantindo energia constante e sustentável sem comprometer a composição corporal. Dias com alto teor de carboidratos: Os atletas terão uma ingestão elevada de carboidratos em dias de treinamento mais intensos ou próximos à competição. Isso garante que os estoques de glicogênio estejam cheios, fornecendo a energia necessária para o desempenho ideal e prevenindo a fadiga muscular. Dias com baixo teor de carboidratos: Em dias de treinamento ou recuperação menos intensos, a ingestão de carboidratos é reduzida. Isso não apenas ajuda a manter o peso e a composição corporal desejada, mas também pode melhorar a sensibilidade à insulina, otimizando a utilização de carboidratos em dias com alto teor de carboidratos. Estas abordagens demonstram como a ciclagem de carboidratos pode ser adaptada para atingir objetivos específicos, seja perder peso, ganhar massa muscular ou melhorar o desempenho atlético. Cada método é pensado para aproveitar ao máximo os benefícios dos carboidratos, ao mesmo tempo que mantém o corpo em estado de equilíbrio e otimização.

CONCLUSÃO DOS PONTOS-CHAVE E FUTURO

Resumo dos pontos principais Ao longo deste livro, exploramos exaustivamente o conceito de Carb Cycling e como essa estratégia nutricional pode ser usada para atingir diversos objetivos, seja perder peso, ganhar massa muscular ou melhorar o desempenho atlético. Vimos que Carb Cycling: Otimiza o uso de carboidratos em dias de treino intenso, aumentando as reservas de energia e melhorando o desempenho. Promove a queima de gordura em dias low carb, facilitando a perda de peso e a definição muscular. Melhora a flexibilidade e a sustentabilidade da dieta, adaptando-se às necessidades pessoais e facilitando a manutenção dos resultados a longo prazo. Apoia o crescimento muscular e prevenção da perda de massa magra, graças à sincronização da ingestão de carboidratos com a atividade física. Como integrar a ciclagem de carboidratos ao seu estilo de vida Integrar a ciclagem de carboidratos à sua vida diária não precisa ser complicada. Aqui estão alguns passos práticos para você começar: Avalie seus objetivos: Antes de começar, esclareça quais são seus principais objetivos: perder peso, ganhar massa muscular ou melhorar o desempenho atlético. Isto irá ajudá-lo a escolher o plano Carb Cycling mais adequado. Planeje suas refeições: Organize sua semana com base em suas atividades e divida os dias em alta, baixa e moderada ingestão de carboidratos. Planejar suas refeições com antecedência ajudará você a seguir o plano e otimizar seus resultados. Seja flexível: embora o planejamento seja importante, manter alguma flexibilidade é essencial. Se suas necessidades ou horários mudarem, ajuste seus dias com alto ou baixo teor de carboidratos de acordo. Acompanhe o progresso: acompanhe seus resultados regularmente para entenda o que funciona melhor para você. Faça alterações no plano com base no seu progresso e no feedback do seu corpo. Dicas para o Futuro Ao mergulhar no mundo do Carb Cycling, lembre-se de que cada corpo é único e o que funciona para uma pessoa pode não ser ideal para outra. Aqui estão algumas dicas para o futuro: Experimente e adapte: Não tenha medo de experimentar diferentes frequências e quantidades de carboidratos para encontrar a abordagem que funciona melhor para você. O ciclo de carboidratos é uma estratégia versátil e a chave do sucesso é a personalização. Mantenha o equilíbrio: Embora os carboidratos desempenhem um papel central no Carb Cycling, não se esqueça da importância de uma dieta balanceada que inclua proteínas, gorduras saudáveis, vitaminas e minerais. Não negligencie a recuperação: certifique-se de dar ao seu corpo o tempo necessário para se recuperar, especialmente em dias com baixo teor de carboidratos.

O descanso e a recuperação são essenciais para a regeneração muscular e o bem-estar geral. Aproveite o conhecimento que você adquire: Agora que você tem um conhecimento sólido do Carb Cycling, aplique esses princípios não apenas à sua dieta, mas também a outros aspectos da sua vida. Uma abordagem flexível e personalizada pode trazer benefícios duradouros para a saúde, a boa forma e o bem-estar geral. Esta conclusão resume os principais conceitos do livro, oferecendo ao leitor um caminho claro sobre como integrar o Carb Cycling no seu estilo de vida e fornecendo sugestões práticas para continuar a melhorar e adaptar a estratégia ao longo do tempo.

RECEITAS
DE CAFÉ DA MANHÃ

PANQUECAS PROTEICAS DE COCO E BANANA

Tempo de preparo: 15 minutos

Tempo de cozimento: 10 minutos

Porções: 4

Ingredientes

2 bananas maduras

100g de farinha de aveia

2 ovos

50ml de leite de coco

1 colher de chá de fermento em pó

1 pitada de sal

Óleo de coco para untar a frigideira

Preparação

Amasse as bananas com um garfo. Em uma tigela, misture a farinha de aveia, o fermento e o sal. Adicione os ovos, o leite de coco e o purê de banana. Misture até obter uma mistura homogênea. Aqueça uma frigideira antiaderente e unte com óleo de coco. Despeje uma concha da mistura na panela e cozinhe as panquecas por cerca de 2-3 minutos de cada lado ou até dourar. Dicas Você pode adicionar frutas secas ou sementes para dar um toque crocante.

SMOOTHIE VERDE ENERGIZANTE COM ESPINAFRE E ABACATE

Preparação dos ingredientes: 5-10 minutos

Mistura: 1-2 minutos

Tempo total: 6-12 minutos

Ingredientes:

1 abacate maduro

1 maço de espinafre fresco

1 banana

1/2 maçã verde

Suco de meio limão

1 xícara de água ou leite vegetal (amêndoa, coco)

Gelo (opcional)

Sementes de chia ou linhaça (opcional)

Preparação:

Lave e prepare os ingredientes: Lave bem o espinafre e a maçã. Descasque a banana e o abacate. Bata tudo: Coloque todos os ingredientes no liquidificador e bata até ficar homogêneo e homogêneo. Se quiser uma consistência mais espessa, adicione menos líquido. Servir: Despeje o smoothie em um copo e decore com algumas folhas de hortelã fresca ou sementes de chia. Variações: Para um sabor mais doce: Adicione uma tâmara, uma tâmara ou uma colher de mel. Para um toque exótico: Adicione um pedaço de abacaxi ou manga. ralado ou uma pitada de açafrão. Benefícios deste smoothie: Rico em vitaminas e minerais: O espinafre é uma excelente fonte de ferro, cálcio e vitamina K, enquanto o abacate é rico em gorduras boas e vitamina E. Fonte de fibra: As fibras contidas no espinafre e na banana auxiliam na digestão e dar uma sensação de saciedade.

OMELETE DE CLARA DE OVO COM ESPINAFRE E TOMATE CEREJA

Tempo de preparo: 15 minutos

Tempo de cozimento: 15 minutos

Porções: 2

Ingredientes

4 claras de ovo

100g de espinafre fresco

50g de tomate cereja

20g de parmesão ralado

1 dente de alho

Sal e pimenta a gosto

Azeite extra virgem a gosto

Preparação

Lave e corte os espinafres e os tomates cereja. Frite o alho numa frigideira com um fio de azeite, depois acrescente o espinafre e deixe amolecer. Numa tigela, bata as claras em neve com um garfo, acrescentando sal e pimenta. Despeje a mistura de clara de ovo na panela com os legumes, acrescente o tomate cereja e o parmesão. Cozinhe em fogo baixo, tampado, até que a omelete esteja cozida. Dicas Você pode personalizar a omelete adicionando outros vegetais, como cogumelos ou pimentões. Sirva quente ou frio.

MINGAU DE SEMENTES DE AVEIA E CHIA COM FRUTAS SILVERTRES

Tempo de preparo: 5 minutos

Tempo de cozimento: 5 minutos

Porções: 1

Ingredientes

50g de flocos de aveia

1 colher de sopa de sementes de chia

250ml de leite (leite vegetal ou de vaca)

100g de mix de frutas vermelhas

1 colher de chá de mel (opcional)

Canela em pó a gosto

Preparação

Em uma tigela, misture a aveia, as sementes de chia e o leite. Coloque a tigela no micro-ondas por 2 a 3 minutos ou em uma panela no fogão até o mingau ficar cremoso. Adicione as frutas vermelhas, o mel e a canela. Misture bem. Dicas Você pode adicionar frutas secas ou sementes para dar um toque crocante. Se preferir um mingau mais grosso, acrescente menos leite.

TORRADA INTEGRAL COM ABACATE E OVO ESCALFADO

Tempo de preparo: 10 minutos

Tempo de cozimento: 5 minutos

(torrada) + 3-4 minutos (ovo)

Porções: 2

Ingredientes

2 fatia de pão integral

1 abacate maduro

2 ovos

Vinagre branco

Sal e pimenta preta moída na hora

Azeite virgem extra

Preparação

Torre o pão: Aqueça uma frigideira antiaderente e toste o pão dos dois lados. Prepare o ovo escalfado: Em uma panela, leve para ferver bastante água com sal e uma colher de vinagre branco. Quebre delicadamente o ovo em uma tigela pequena e despeje-o na água fervente. Cozinhe por 3-4 minutos, até que a clara do ovo esteja firme. Prepare o abacate: Corte o abacate ao meio, retire o caroço e descasque a polpa. Amasse levemente com um garfo. Monte a torrada: Coloque o purê de abacate sobre a torrada. Coloque delicadamente o ovo escalfado em cima do abacate. Tempere com sal, pimenta preta moída na hora e um fio de azeite virgem extra. Dicas Você pode adicionar outros temperos a gosto, como sementes de gergelim, linhaça ou pimenta em flocos.

MUFFINS DE FARINHA DE AMÊNDOA E MIRTILO

Tempo de preparo: 20 minutos

Tempo de cozimento: 20-25 minutos

Porções: 6-8

Ingredientes

100g de farinha de amêndoa

50g de farinha de coco

3 ovos

50g de eritritol (ou outro adoçante natural)

1 colher de chá de fermento em pó

1/2 colher de chá de bicarbonato de sódio

1/4 colher de chá de sal

125ml de leite de amêndoa

1 ovo

125g de mirtilos frescos

1 colher de sopa de óleo de coco derretido

Preparação

Pré-aqueça o forno a 180°C. Em uma tigela, misture as farinhas, o fermento, o bicarbonato de sódio e o sal. Em outra tigela, bata os ovos com o eritritol até a mistura ficar espumosa. Adicione o leite de amêndoa, o óleo de coco e misture bem. Combine as duas misturas e incorpore delicadamente os mirtilos. Despeje a mistura em formas de muffin forradas com papel manteiga. Asse por 20-25 minutos ou até dourar. Dicas Você pode substituir os mirtilos por outras frutas silvestres ou frutas secas. Para uma versão sem lactose, use leite de coco ou de aveia.

IOGURTE GREGO COM NOZES E MEL

Tempo de preparo: 5 minutos

Porções: 2

Ingredientes

300g de iogurte grego

90g de nozes picadas grosseiramente

2 colheres de sopa de mel

Canela em pó a gosto (opcional)

Preparação

Numa tigela, despeje o iogurte grego. Adicione as nozes picadas e o mel. Mexa delicadamente para combinar os ingredientes. Polvilhe com uma pitada de canela, se desejar. Dicas Você pode personalizar a receita adicionando frutas frescas, como mirtilos ou morangos. Para um toque crocante, você pode torrar levemente as nozes antes de adicioná-las ao iogurte.

OMELETE DE ERVAS COM FETA E PIMENTÃO

Tempo de preparo: 10 minutos

Tempo de cozimento: 5 minutos

Porções: 1

Ingredientes

2 ovos

1/2 pimenta vermelha

1/4 cebola

30g de queijo feta esfarelado

Uma mistura de ervas aromáticas frescas

picado (salsa, manjericão, orégano)

Sal e pimenta a gosto

Azeite virgem extra

Preparação

Misture os ovos numa tigela com um garfo, adicionando sal e pimenta. Pique finamente a pimenta e a cebola. Em uma frigideira antiaderente, aqueça um fio de azeite e frite o pimentão e a cebola até ficarem macios. Adicione os ovos batidos à panela e cozinhe em fogo médio, mexendo delicadamente com uma espátula até que a omelete esteja cozida. Esfarele o queijo feta e as ervas sobre a omelete e sirva imediatamente. Dicas Você pode usar outros vegetais a gosto, como espinafre ou cogumelos. Para um toque picante, adicione pimenta fresca picada.

PANQUECAS DE FARINHA DE COCO COM XAROPE DE BORDO

51

Tempo de preparo: 15 minutos

Tempo de cozimento: 10 minutos

Porções: 4

Ingredientes

100g de farinha de coco

2 ovos

1 banana madura

1/2 colher de chá de fermento em pó

1 pitada de sal

Leite de coco a gosto para obter

uma massa grossa

Óleo de coco para untar a frigideira

Xarope de bordo a gosto para servir

Preparação

Numa tigela, amasse a banana com um garfo. Adicione os ovos, a farinha de coco, o fermento e o sal. Misture bem. Aos poucos adicione o leite de coco até obter uma massa espessa e cremosa. Aqueça uma frigideira antiaderente untada com óleo de coco. Despeje uma concha de massa para cada panqueca e cozinhe por 2-3 minutos de cada lado ou até dourar. Sirva quente com xarope de bordo. Dicas Você pode adicionar frutas secas ou sementes à massa para dar um toque crocante. Sirva as panquecas com frutas frescas ou geleia sem açúcar.

PARFAIT DE IOGURTE GREGO, GRANOLA E MORANGOS

Tempo de preparo: 5 minutos

Porções: 2

Ingredientes

300g de iogurte grego

90g de granola

150g de morangos frescos

Preparação

Em um copo ou xícara, coloque uma camada de iogurte grego. Adicione uma camada de granola. Adicione uma camada de morangos picados. Repita as camadas até acabarem os ingredientes. Se desejar, cubra com um fiozinho de mel. Dicas Você pode personalizar o parfait com outras frutas vermelhas ou frescas ao seu gosto. Para uma versão mais proteica, você pode adicionar sementes de chia ou linhaça ao iogurte.

RECEITAS
APERITIVOS

BRUSCHETA DE PÃO INTEGRAL COM TOMATE CEREJA E MANJERICÃO

55

Tempo de preparo: 15 minutos

Tempo de cozimento: 5 minutos

(para grelhar pão)

Doses: 4 pessoas

Ingredientes:

1 baguete integral

250g de tomate cereja

1 dente de alho

Manjericão fresco a gosto

Azeite extra virgem a gosto

Sal e pimenta a gosto

Preparação:

Pré-aqueça a grelha do forno. Corte a baguete em fatias com aproximadamente 1 cm de espessura. Lave os tomates cereja e corte-os ao meio. Esfregue as fatias de pão com alho. Disponha as fatias de pão em uma assadeira e grelhe até dourar. Em uma tigela, misture o tomate cereja, o manjericão picado, o azeite, o sal e a pimenta. Distribua o molho sobre a bruscheta quente e sirva.

ROLINHO DE ABOBRINHA GRELHADO COM RICOTA E NOZES

57

Tempo de preparo: 20 minutos

Tempo de cozimento: 15 minutos

Doses: 4 pessoas

Ingredientes:

2 abobrinhas

250g de ricota

50g de nozes picadas

Manjericão fresco a gosto

Sal e pimenta a gosto

Azeite extra virgem a gosto

Preparação:

Lave as abobrinhas e corte-as em rodelas longitudinais. Grelhe as fatias de abobrinha até ficarem macias. Numa tigela, misture a ricota com as nozes picadas, o manjericão picado, o sal e a pimenta. Espalhe a mistura de ricota sobre cada fatia de abobrinha grelhada. Enrole as abobrinhas e prenda-as com um palito. Disponha os rolinhos em um prato de servir e regue com um fio de azeite.

OVOS COZIDOS COM MAIONESE LEVE

Tempos de preparação: Cerca de 5 minutos

Tempo de cozimento: 10-12 minutos para ovos

Doses Ingredientes para 4 Pessoas:

8 ovos cozidos

4 colheres de sopa de maionese light

Sal e pimenta preta a gosto

Páprica doce

(opcional, para enfeitar)

Preparação:

Coloque os ovos em uma panela e cubra-os com água fria. Deixe a água ferver, reduza o fogo e deixe os ovos cozinharem por 10 a 12 minutos. Escorra e resfrie em água fria corrente e descasque-os. Corte os ovos cozidos ao meio, no sentido do comprimento. Retire delicadamente as gemas e coloque-as em uma tigela. Esmague as gemas com um garfo e misture com a maionese light, o sal e a pimenta preta até obter um creme homogêneo. Recheie as metades dos ovos com o creme de gemas preparado. Decore com uma pitada de páprica doce (opcional). Sirva ovos cozidos com maionese light como aperitivo ou lanche.

ESPETOS DE FRANGO COM CURRY COM MOLHO DE IOGURTE

Tempo de preparação: Cerca de 20 minutos

Tempos de cozimento: 10-15 minutos

Doses Ingredientes para 4 Pessoas:

500g de peito de frango cortado em cubos

2 colheres de sopa de iogurte grego

1 colher de sopa de curry em pó

Suco de 1 limão

Sal e pimenta preta a gosto

Madeira para espetos

(previamente embebido em água)

Molho de iogurte

(veja preparação abaixo)

Preparação:

Em uma tigela, misture o iogurte grego, o curry em pó, o suco de limão, o sal e a pimenta. Adicione os cubos de frango à marinada de iogurte e deixe marinar na geladeira por pelo menos 15-20 minutos. Passe os cubos de frango marinado nos palitos. Cozinhe os espetos de frango na grelha ou em uma frigideira antiaderente até dourar e ficar totalmente cozido, cerca de 10 a 15 minutos. Faça o molho de iogurte misturando iogurte grego, um pouco de curry em pó e suco de limão. Sirva os espetos de frango quentes com o molho de iogurte como molho.

ROLLATINI DE BERINJELA COM RICOTA E ESPINAFRE

Tempo de preparação: Cerca de 30 minutos

Tempos de cozimento: 25-30 minutos

Doses Ingredientes para 4 Pessoas:

2 berinjelas médias

250 g de espinafre fresco

250g de ricota

1 xícara de molho de tomate

1 xícara de queijo mussarela ralado

2 colheres de sopa de azeite

Sal e pimenta preta a gosto

Manjericão fresco para enfeitar

Preparação:

Pré-aqueça o forno a 180°C (350°F). Corte as berinjelas em rodelas longas e finas. Aqueça uma frigideira com azeite e frite as rodelas de berinjela até ficarem macias e levemente douradas dos dois lados. Escorra-os em papel absorvente para retirar o excesso de óleo. Enquanto isso, em uma panela separada, cozinhe o espinafre até murchar. Escorra-os e esprema-os para retirar o excesso de água. Em uma tigela, misture a ricota e o espinafre cozido. Adicione sal e pimenta a gosto. Pegue uma fatia de berinjela, acrescente uma colher da mistura de espinafre e ricota e enrole a berinjela. Disponha os rollatini de berinjela em uma assadeira, cubra-os com molho de tomate e mussarela ralada. Asse no forno pré-aquecido por cerca de 25-30 minutos ou até o queijo dourar e derreter. Decore com manjericão fresco antes de servir.

ALMÔNDEGAS DE PERU COM MANJERICÃO

Tempo de preparação: Cerca de 20 minutos

Tempos de cozimento: 15-20 minutos

Doses Ingredientes para 4 Pessoas:

500 g de carne de peru picada

1/2 xícara de pão ralado

(de preferência inteiro)

1/4 xícara de parmesão ralado

1/4 xícara de manjericão fresco picado

1 ovo

2 dentes de alho picados

Sal e pimenta preta a gosto

2 colheres de sopa de azeite para cozinhar

Preparação:

Numa tigela, misture o peru moído, o pão ralado, o queijo parmesão, o manjericão fresco, o ovo, o alho picado, o sal e a pimenta. Misture bem até obter uma mistura homogênea. Forme pequenas almôndegas com a mistura. Aqueça o azeite em uma frigideira antiaderente em fogo médio. Cozinhe as almôndegas de peru na frigideira até dourar e ficar totalmente cozidas, virando ocasionalmente. Isso levará cerca de 15 a 20 minutos. Escorra as almôndegas em papel absorvente para retirar o excesso de óleo. Sirva as almôndegas de peru com manjericão como aperitivo ou prato principal, conforme desejar.

SALMÃO DEFUMADO COM QEIJO CREAM E PEPINO

Tempo de preparação: Cerca de 15 minutos

Tempos de cozimento: Sem cozinhar

Doses Ingredientes para 4 Pessoas:

200 g de salmão fumado (fatias ou bifes)

150g de cream cheese

com teor reduzido de gordura

1 pepino em fatias finas

2 colheres de sopa de cebola roxa picada

Suco de 1 limão

Sal e pimenta preta a gosto

Endro fresco para enfeitar (opcional)

Preparação:

Em uma tigela, misture o cream cheese com a cebola roxa picada, o suco de limão, o sal e a pimenta-do-reino até ficar homogêneo. Espalhe as fatias ou bifes de salmão defumado em um prato de servir. Espalhe o cream cheese sobre a superfície do salmão. Coloque as fatias finas de pepino por cima do cream cheese. Decore com endro fresco (opcional). Dobre o salmão defumado sobre ele mesmo ou deixe-o aberto, conforme desejar. Sirva salmão defumado com cream cheese e pepino como aperitivo ou lanche.

ABACATES RECHEADOS COM ATUM E AZEITONAS PRETAS

Tempo de preparação: Cerca de 15 minutos

Tempos de cozimento: Sem cozinhar

Doses Ingredientes para 4 Pessoas:

2 abacates maduros, cortados ao meio e sem caroço, 150g de atum em lata, escorrido

1/4 xícara de azeitonas pretas sem caroço, picadas

2 colheres de sopa de cebola roxa picada

Suco de 1 limão, sal e pimenta preta a gosto

Preparação:

Numa tigela, misture o atum escorrido, as azeitonas pretas picadas, a cebola roxa picada, o sumo de limão, o sal e a pimenta preta. Preencha as cavidades dos abacates com a mistura de atum e azeitona preta. Decore com salsa fresca (opcional). Sirva abacates recheados com atum e azeitonas pretas como aperitivo ou lanche.

MELÃO EMBRULHADO EM PRESUNTO CRU

Tempo de preparação: Cerca de 10 minutos

Tempos de cozimento: Sem cozinhar

Doses Ingredientes para 4 Pessoas:

1 melão maduro

8 fatias de presunto cru

Folhas de hortelã fresca para

enfeite (opcional)

Preparação:

Corte o melão ao meio, retire as sementes e descasque, depois corte em rodelas finas ou rodelas, conforme desejar. Enrole cada fatia ou rodela de melão com uma fatia de presunto curado. Se desejar, decore com folhas de hortelã fresca para dar um toque de frescor. Sirva o melão envolto em presunto cru como aperitivo ou lanche.

TÁRTARO DE ATUM COM ABACATE

Tempo de preparação: Cerca de 20 minutos

(tempo de refrigeração incluído)

Tempos de cozimento: Sem cozinhar

Doses Ingredientes para 4 Pessoas:

300 g de atum fresco cortado em cubos pequenos

2 abacates maduros, cortados em cubos

1/4 cebola roxa, picada finamente

Suco de 1 limão

2 colheres de sopa de azeite extra virgem

Sal e pimenta preta a gosto

Pimenta fresca picada (opcional)

Folhas de coentro fresco

para enfeitar (opcional)

Preparação:

Numa tigela, misture o atum aos cubos com o abacate, a cebola roxa picada, o sumo de lima, o azeite, o sal e a pimenta preta. Adicione pimenta fresca picada se quiser um pouco de calor. Cubra a tigela e leve à geladeira por cerca de 15-20 minutos para que os sabores se misturem. Na hora de servir, decore o tártaro de atum com folhas frescas de coentro, se desejar. Sirva o tártaro de atum com abacate como entrada ou prato principal light.

ABOBRINHA GRELHADA COM PESTO DE TOMATE SECO

Tempo de preparação: Cerca de 15 minutos

Tempos de cozimento: 10-15 minutos

(para grelhar as abobrinhas)

Doses Ingredientes para 4 Pessoas:

4 abobrinhas médias

1/4 xícara de tomate seco em óleo

2 colheres de sopa de nozes picadas

2 colheres de sopa de parmesão ralado

2 colheres de sopa de azeite extra virgem

Suco de 1/2 limão

Sal e pimenta preta a gosto

Folhas frescas de manjericão

para enfeitar (opcional)

Preparação:

Pré-aqueça a grelha em fogo médio-alto.
Corte as abobrinhas em rodelas compridas,
pincele-as com um pouco de azeite e grelhe-
as até ficarem macias e levemente douradas.
Entretanto, num processador de alimentos,
bata os tomates secos no azeite, as nozes
picadas, o queijo parmesão ralado, o sumo
de limão, o azeite, o sal e a pimenta preta até
ficar cremoso. Disponha as abobrinhas
grelhadas em uma travessa. Despeje o pesto
de tomate seco sobre as abobrinhas. Decore
com folhas frescas de manjericão (opcional).
Sirva a abobrinha grelhada com pesto de
tomate seco como aperitivo ou
acompanhamento.

BERINGELAS ASSADAS COM TOMATE E MUSSARELA

Tempo de preparação: Cerca de 30 minutos

Tempos de cozimento: 30-35 minutos

Doses Ingredientes para 4 Pessoas:

2 berinjelas médias

2 xícaras de molho de tomate

200 g de mussarela cortada em cubos

1/4 xícara de parmesão ralado

2 colheres de sopa de azeite

Sal e pimenta preta a gosto

Folhas frescas de manjericão para enfeitar

Preparação:

Pré-aqueça o forno a 180°C (350°F). Corte as berinjelas em fatias finas no sentido do comprimento. Em uma frigideira antiaderente, frite as rodelas de berinjela no azeite até dourar dos dois lados. Em uma assadeira, espalhe uma camada de molho de tomate. Coloque uma rodela de berinjela sobre cada colher de molho e cubra com cubos de mussarela. Repita o processo até acabarem os ingredientes, finalizando com uma última camada de molho. Polvilhe queijo parmesão ralado por cima. Asse no forno pré-aquecido por cerca de 30-35 minutos ou até o queijo dourar e derreter. Decore com folhas frescas de manjericão antes de servir.

PEPINOS RECHEADOS COM SALMÃO E QUEIJO

Tempo de preparação: Cerca de 15 minutos

Tempos de cozimento: Sem cozinhar

Doses Ingredientes para 4 Pessoas:

4 pepinos

200 g de salmão fumado,

corte em tiras finas

100g de queijo light para barrar

1 colher de sopa de cebolinha picada

Suco de 1/2 limão

Sal e pimenta preta a gosto

Endro fresco para enfeitar (opcional)

Preparação:

Lave os pepinos e descasque-os em tiras, deixando algumas tiras de casca para decorar. Corte cada pepino ao meio no sentido do comprimento e esvazie-os com uma colher de chá para retirar as sementes. Numa tigela, misture o cream cheese light com a cebolinha picada, o suco de limão, o sal e a pimenta-do-reino. Encha cada metade do pepino com a mistura de queijo. Enrole cada pepino com tiras de salmão fumado. Decore com endro fresco (opcional). Sirva pepinos recheados com salmão e queijo como aperitivo ou lanche.

COGUMELOS RECHEADOS COM SALSICHA E QUEIJO

Tempo de preparação: Cerca de 30 minutos

Tempos de cozimento: 20-25 minutos

Doses Ingredientes para 4 Pessoas:

12 cogumelos botões grandes

200 g de linguiça esfarelada

1/2 xícara de queijo ricota

1/4 xícara de parmesão ralado

2 colheres de sopa de salsa fresca picada

1 dente de alho picado finamente

Sal e pimenta preta a gosto

Pão ralado para enfeitar

Preparação:

Lave os cogumelos e retire os talos. Em uma panela, cozinhe a linguiça esfarelada até ficar bem cozida e depois escorra para retirar o excesso de óleo. Numa tigela, misture a linguiça cozida com a ricota, o queijo Parmigiano Reggiano ralado, a salsa fresca picada, o alho picado, o sal e a pimenta-do-reino. Recheie os cogumelos com a mistura de salsicha e queijo. Polvilhe os cogumelos recheados com um pouco de pão ralado. Coloque os cogumelos recheados num tabuleiro ligeiramente untado. Asse em forno pré-aquecido a 180°C (350°F) por aproximadamente 20-25 minutos ou até que os cogumelos estejam macios e o pão ralado dourado. Sirva os cogumelos recheados com linguiça e queijo como aperitivo ou acompanhamento.

AZEITONAS MARINADAS COM ALHO E ALECRIM

Tempo de preparação: Cerca de 10 minutos

Tempos de cozimento: Sem cozinhar

Doses Ingredientes para 4 Pessoas:

2 xícaras de azeitonas verdes ou pretas (sem caroço)

2 dentes de alho em fatias finas

2 raminhos de alecrim fresco

1/4 xícara de azeite extra virgem

Raspas de limão raladas (opcional)

Pimenta preta a gosto

Preparação:

Numa tigela, misture as azeitonas com o alho em rodelas finas, os raminhos de alecrim fresco e as raspas de limão raladas (se quiser um toque de frescura). Despeje o azeite extra virgem sobre as azeitonas e misture bem para cobri-las uniformemente. Adicione pimenta preta a gosto para dar um toque picante. Tampe a tigela e deixe marinar na geladeira por pelo menos 30 minutos ou mais para desenvolver os sabores. Antes de servir, retire os raminhos de alecrim. Sirva as azeitonas marinadas como aperitivo ou lanche.

BOLINHOS DE ABOBRINHA COM ERVAS AROMÁTICAS

Tempo de preparação: Cerca de 20 minutos

Tempos de cozimento: 10-15 minutos

Doses Ingredientes para 4 Pessoas:

2 abobrinhas médias

2 ovos

1/4 xícara de farinha de amêndoa (ou outra farinha com baixo teor de carboidratos)

2 colheres de sopa de parmesão ralado

2 colheres de sopa de ervas frescas picadas (por exemplo, salsa, manjericão, cebolinha)

Sal e pimenta preta a gosto

Azeite para cozinhar

Preparação:

Rale as abobrinhas e esprema-as para retirar o excesso de água. Numa tigela, bata os ovos e junte as curgetes raladas, a farinha de amêndoa, o queijo Parmigiano Reggiano ralado e as ervas aromáticas frescas picadas. Misture bem até obter uma mistura homogênea. Aqueça uma frigideira antiaderente com um pouco de azeite em fogo médio. Despeje uma colher de sopa cheia da mistura de abobrinha na panela para formar cada panqueca. Cozinhe os bolinhos de abobrinha por cerca de 3-4 minutos de cada lado ou até dourar e estar cozido. Escorra-os em papel absorvente para retirar o excesso de óleo. Sirva os bolinhos de abobrinha com ervas como aperitivo ou acompanhamento.

ESPETOS DE CAMARÃO GRELHADO

Tempo de preparação: Cerca de 20 minutos (tempo de marinada incluído)

Tempos de cozimento: 5-7 minutos

Doses Ingredientes para 4 Pessoas:

500 g de camarões grandes, descascados e limpos

Suco de 1 limão

2 colheres de sopa de azeite

2 dentes de alho picados finamente

1 colher de chá de páprica doce

Sal e pimenta preta a gosto

Raminhos de alecrim fresco para os espetos (opcional)

Preparação:

Numa tigela, misture o sumo de limão, o azeite, o alho picado, a páprica doce, o sal e a pimenta preta para criar a marinada. Adicione o camarão à marinada e misture bem para cobri-los uniformemente. Deixe marinar na geladeira por pelo menos 15-20 minutos. Pré-aqueça a grelha em fogo médio-alto. Enfie os camarões marinados nos raminhos de alecrim ou em espetos de madeira previamente embebidos em água. Grelhe os espetos de camarão por cerca de 2-3 minutos de cada lado ou até ficarem rosados e cozidos. Sirva os espetinhos de camarão grelhado como aperitivo ou prato principal.

GUACAMOLE COM CHIPS DE ABOBRINHA

Tempo de preparação: Cerca de 15 minutos

Tempos de cozimento: 10-12 minutos

Doses Ingredientes para 4 Pessoas:

4 abobrinhas médias

2 abacates maduros

Suco de 2 limões

1 tomate descascado e picado

1/4 cebola roxa, picada finamente

2 dentes de alho picados finamente

1/4 xícara de coentro fresco picado

Sal e pimenta preta a gosto

Pimenta fresca picada (opcional)

Preparação:

Pré-aqueça o forno a 180°C (350°F). Corte as abobrinhas em rodelas finas. Coloque as rodelas de abobrinha num tabuleiro, pincele-as com um pouco de azeite e leve ao forno pré-aquecido durante cerca de 10-12 minutos ou até ficarem crocantes. Vire as fatias na metade do cozimento. Enquanto as abobrinhas cozinham, prepare o guacamole. Numa tigela, amasse os abacates com um garfo e misture com o suco de limão, o tomate picado, a cebola roxa, o alho picado, o coentro fresco, o sal e a pimenta-do-reino. Adicione pimenta fresca picada se quiser um toque picante. Depois de pronto, sirva os chips crocantes de abobrinha com guacamole como aperitivo ou lanche.

OVOS DE CODORNIZ COZIDOS COM SAL E PIMENTA

Tempos de preparação: Cerca de 5 minutos

Tempos de cozimento: 3-4 minutos

Doses Ingredientes para 4 Pessoas:

16 ovos de codorna

Sal e pimenta preta a gosto

Sal marinho em flocos para apresentação (opcional)

Preparação:

Em uma panela, leve um pouco de água para ferver e adicione uma pitada de sal. Coloque delicadamente os ovos de codorna na água fervente com uma escumadeira. Cozinhe os ovos de codorna por 3-4 minutos para obter ovos cozidos, depois escorra-os e mergulhe-os em água fria para interromper o cozimento. Depois de esfriar, descasque os ovos de codorna. Corte cada ovo de codorna ao meio e polvilhe com uma pitada de sal e pimenta-do-reino. Se quiser uma apresentação elegante, pode polvilhar um pouco de sal marinho em flocos por cima dos ovos. Sirva ovos de codorna cozidos como aperitivo ou lanche.

BOLINOS DE QUEIJO COM NOZES

Tempo de preparação: Cerca de 15 minutos

Tempos de cozimento: Sem cozinhar

Doses Ingredientes para 4 Pessoas:

200g de cream cheese

com teor reduzido de gordura

1/2 xícara de nozes picadas

2 colheres de sopa de cebolinha

finamente picado

Pimenta preta a gosto

Preparação:

Em uma tigela, misture o cream cheese com baixo teor de gordura com as nozes picadas, a cebolinha picada e uma pitada generosa de pimenta-do-reino. Misture bem até obter uma mistura homogênea. Pegue pequenas porções da mistura e forme bolinhas de queijo com as mãos. Disponha as bolinhas de queijo em um prato de servir. Se desejar, polvilhe adicionalmente com pimenta-do-reino ou cebolinha para decorar. Sirva os bolinhos de queijo com nozes como aperitivo ou lanche.

BRUSCHETA COM TOMATE E MANJERICÃO NO PÃO DE RODA

Tempo de preparação: 15 minutos

Doses Ingredientes para 4 Pessoas:

4 fatias de pão integral

(cerca de 1cm de espessura)

2 tomates maduros, 1-2 dentes de alho

Folhas frescas de manjericão

Azeite virgem extra

Sal e pimenta preta a gosto

Preparação

Faça o Pão: Pré-aqueça a grelha do forno ou use uma grelha para torrar o pão integral até dourar dos dois lados.

Também pode torrar o pão numa frigideira antiaderente com um fio de azeite. Prepare os Tomates: Lave os tomates e corte-os em cubinhos. Retire as sementes para evitar que a bruscheta fique muito úmida. Sabor Azeite: Em uma tigela pequena, misture 2-3 colheres de sopa de azeite de oliva extra virgem com um dente de alho picado. Deixe o alho infundir no azeite para um sabor mais intenso. Monte as Bruschettas: Esfregue levemente outro dente de alho na superfície das fatias de pão torradas. Isso adicionará um toque de sabor de alho ao pão. Distribua os cubos de tomate uniformemente nas fatias de pão torrado. Adicione algumas folhas frescas de manjericão por cima dos tomates. Tempére com sal e pimenta a gosto. Regue toda a bruscheta com azeite aromatizado. Sirva e saboreie: Disponha a bruscheta em um prato de servir. Sirva imediatamente como aperitivo moderado em carboidratos.

CROSTINI COM HUMMUS

E TOMATES SECOS

Tempo de preparação: Aproximadamente 10-15 minutos

ìTempos de cozimento: Sem cozinhar

Doses Ingredientes para 4 Pessoas:

1 baguete integral ou 4-6 fatias de pão integral

1 xícara de homus

1/2 xícara de tomate seco em óleo, escorrido e cortado em tiras

Folhas frescas de manjericão para enfeitar (opcional)

Azeite virgem extra

Sal e pimenta preta a gosto

Preparação:

Pré-aqueça a grelha do forno ou use uma grelha para torrar o pão integral até dourar dos dois lados. Espalhe uma quantidade generosa de homus em cada crostini. Coloque as tiras de tomate seco por cima do homus. Adicione sal e pimenta a gosto. Se desejar, decore com folhas frescas de manjericão. Disponha os croutons em um prato de servir. Sirva-os como aperitivo ou lanche.

ALMÔNGUELAS DE FRANGO COM MOLHO CHURRASCO

Tempo de preparação: Aproximadamente 15-20 minutos

Tempos de cozimento: Aproximadamente 10-15 minutos

Doses Ingredientes para 4 Pessoas:

500 g de carne de frango picada

1/2 cebola picadinha

1 dente de alho picado

1 ovo

1/4 xícara de pão ralado ou farinha de amêndoas (para fazer almôndegas baixo teor de carboidratos)

2 colheres de sopa de salsa fresca picada

Sal e pimenta preta a gosto

Azeite para cozinhar

Preparação:

Numa tigela, misture o frango moído, a cebola picada, os alhos picados, o ovo, o pão ralado ou a farinha de amêndoa, a salsa fresca picada, o sal e a pimenta preta. Misture bem até obter uma mistura homogênea. Pegue pequenas porções da mistura e forme almôndegas redondas e compactas. Em uma frigideira antiaderente, aqueça um pouco de azeite em fogo médio. Cozinhe as almôndegas até dourar e ficar totalmente cozidas, virando ocasionalmente. Isso levará cerca de 10 a 15 minutos. Sirva e saboreie: Sirva as almôndegas de frango com molho barbecue como aperitivo ou prato principal.

SALADA DE BATATA COM IOGURTE GREGO E MOSTARDA

Tempo de preparação: Aproximadamente 15-20 minutos

Tempos de cozimento: Aproximadamente 15-20 minutos

Doses Ingredientes para 4 Pessoas:

500 g de batata de polpa amarela, descascado e cortado em cubos

1/2 xícara de iogurte grego

1 colher de sopa de mostarda Dijon

2 colheres de sopa de maionese light

2 colheres de sopa de cebola roxa picada

2 colheres de sopa de pepino em conserva picado

Sal e pimenta preta a gosto

Salsa fresca picada para enfeitar (opcional)

Preparação:

Cozinhe os cubos de batata em água levemente salgada até ficarem macios, depois escorra e deixe esfriar. Em uma tigela grande, misture o iogurte grego, a mostarda Dijon, a maionese, a cebola roxa picada, os pepinos picados, o sal e a pimenta-do-reino. Adicione as batatas resfriadas à mistura de temperos e mexa delicadamente até que as batatas estejam uniformemente revestidas. Decore com salsa fresca picada, se desejar. Cubra a salada e deixe esfriar na geladeira por pelo menos uma hora antes de servir. Sirva a salada de batata como acompanhamento ou prato principal leve.

WRAPS DE FRANGO COM LEGUMES GRELHADOS

Tempo de preparação: Aproximadamente 20-25 minutos

Tempos de cozimento: Aproximadamente 10-15 minutos

Doses Ingredientes para 4 Pessoas:

Para o Frango Marinado:

500 g de peito de frango cortado em tiras

2 colheres de sopa de azeite

2 colheres de sopa de suco de limão

1 dente de alho picado finamente

1 colher de chá de páprica doce

Sal e pimenta preta a gosto

Para os legumes grelhados:

Uma seleção de vegetais como pimentão,

abobrinhas e cebolas cortadas em tiras

Azeite para marinar

Sal e pimenta preta a gosto

Para tempero e montagem:

4 tortilhas ou wraps integrais

Folhas de alface

Molho Tzatziki ou à base de molho

de iogurte grego (opcional)

Preparação:

Para o Frango Marinado: Numa tigela, misture o azeite, o suco de limão, o alho picado, a páprica doce, o sal e a pimenta-do-reino. Adicione as tiras de peito de frango e deixe marinar por pelo menos 15-20 minutos. Para os Legumes Grelhados: Marinar as tiras de legumes com azeite, sal e pimenta. Grelhe os vegetais até ficarem macios e levemente esfumaçados. Para tempero e montagem:

Cozinhe o frango marinado em uma frigideira ou grelha até ficar cozido e dourado. Reaqueça as tortilhas de trigo integral. Para cada tortilha, cubra com algumas folhas de alface, frango grelhado, vegetais grelhados e uma porção generosa de molho tzatziki ou outro molho à base de iogurte grego (se desejar). Enrole a tortilha para criar o envoltório. Sirva os wraps de frango com legumes grelhados como prato principal ou lanche.

NACHOS DE BATATA DOCE COM MOLHO DE ABACATE

Tempo de preparação: Aproximadamente 15-20 minutos

Tempos de cozimento: Aproximadamente 20-25 minutos

Doses Ingredientes para 4 Pessoas:

Para os Nachos de Batata Doce:

2 batatas-doces grandes, descascadas e cortadas em fatias finas

2 colheres de sopa de azeite

Sal, pimenta preta e páprica defumada a gosto

Para o molho de abacate:

2 abacates maduros, descascados e sem caroço

Suco de 1 limão

1 dente de alho picado finamente

1/4 cebola roxa picada finamente

Sal e pimenta preta a gosto

Folhas de coentro fresco para decorar

Preparação:

Para os Nachos de Batata Doce: Pré-aqueça o forno a 200°C. Numa tigela, misture as rodelas de batata-doce com o azeite, o sal, a pimenta-do-reino e a páprica defumada até ficarem bem revestidas. Espalhe as rodelas de batata em uma assadeira forrada com papel manteiga. Asse por 20-25 minutos ou até que as batatas-doces estejam crocantes. **Para o Molho de Abacate:** Em uma tigela, amasse os abacates com um garfo.

Adicione o suco de limão, o alho picado, a cebola roxa picada, a pimenta malagueta fresca (se quiser um toque picante), o sal e a pimenta-do-reino. Misture bem até obter um molho cremoso. Montagem: Disponha os nachos de batata-doce em uma travessa. Sirva com molho de abacate sobre nachos. Decore com folhas frescas de coentro. Sirva como aperitivo ou lanche.

SALADA DE QUINOA COM LEGUMES ASSADOS

Tempo de preparação: Aproximadamente 20-25 minutos

Tempos de cozimento: Aproximadamente 25-30 minutos

Doses Ingredientes para 4 Pessoas:

Para a Salada de Quinoa:

1 xícara de quinoa

2 xícaras de água ou caldo de legumes

2 xícaras de vegetais mistos (como pimentão, abobrinhas, tomates, cebolas), cortados em cubos

2 colheres de sopa de azeite

Sal e pimenta preta a gosto

Para o tempero:

3 colheres de sopa de azeite

Suco de 1 limão

1 colher de chá de mel ou xarope de bordo

Sal e pimenta preta a gosto

Folhas de salsa fresca para enfeitar

Preparação:

Para a Salada de Quinoa: Lave a quinoa em água fria corrente. Em uma panela, leve 2 xícaras de água ou caldo de legumes para ferver. Adicione a quinoa, tampe e reduza o fogo. Cozinhe por 15-20 minutos ou até que a quinoa tenha absorvido o líquido e esteja cozida. Enquanto a quinoa cozinha, aqueça 2 colheres de sopa de azeite em uma frigideira e cozinhe os legumes em cubos até ficarem macios e levemente torrados. Quando a quinoa estiver pronta, solte-a com um garfo e deixe esfriar.

Para o Molho: Numa tigela, misture o azeite, o suco de limão, o mel ou xarope de bordo, o sal e a pimenta-do-reino. Montagem: Em uma tigela grande, misture a quinoa cozida e resfriada com os legumes assados. Despeje o molho sobre a salada e misture bem. Decore com folhas frescas de salsa. Sirva a salada de quinoa como prato principal ou acompanhamento.

ROLOS DE SALMÃO FUMADO COM QUEIJO

Tempo de preparação: Aproximadamente 15-20 minutos

Tempos de cozimento: Sem cozinhar

Doses Ingredientes para 4 Pessoas:

200 g de salmão defumado (em fatias finas)

200 g de cream cheese (você pode usar

queijo para barrar de sua preferência)

Cebolinha fresca (para enfeitar, opcional)

Pimenta preta moída a gosto

Limão (para enfeitar, opcional)

Preparação:

Disponha as fatias de salmão defumado sobre uma superfície limpa. Espalhe cream cheese em cada fatia de salmão. Adicione uma pitada de pimenta preta moída em cada fatia. Se quiser, você pode adicionar um pouco de cebolinha fresca picada por cima do queijo. Enrole delicadamente o salmão com o queijo dentro, formando rolinhos. Corte os rolos ao meio ou em pedaços pequenos, se desejar. Se desejar, decore com rodelas de limão.

ALMÔNDEGAS DE GRÃO DE BICO COM MOLHO DE IOGURTE

Tempo de preparação: Aproximadamente 15-20 minutos

Tempos de cozimento: Aproximadamente 15-20 minutos

Doses Ingredientes para 4 Pessoas:

Para as almôndegas de grão de bico:

2 latas de grão de bico escorrido e enxaguado

1/2 cebola roxa picada finamente

2 dentes de alho picados finamente

2 colheres de sopa de salsa fresca picada

1 colher de chá de cominho em pó

1 colher de chá de páprica doce

Sal e pimenta preta a gosto

2 colheres de sopa de farinha de grão de bico (ou outra farinha ao seu gosto) para a massa

Azeite para cozinhar

Para o molho de iogurte:

1 xícara de iogurte grego

Suco de 1/2 limão

1 colher de chá de mel ou xarope de bordo

Sal e pimenta preta a gosto

Salsa fresca picada para enfeitar

Preparação:

Para as Almôndegas de Grão de Bico: Num processador de alimentos, bata o grão de bico escorrido, a cebola roxa picada, o alho picado, a salsa fresca picada, o cominho em pó, a páprica doce, o sal e a pimenta preta até ficar homogéneo. Adicione a farinha de grão de bico e misture até a mistura ficar espessa o suficiente para formar almôndegas.

Molde almôndegas com as mãos e coloque-as num prato. Numa frigideira aqueça um pouco de azeite e frite as almôndegas até dourar dos dois lados. Para o Molho de Iogurte: Em uma tigela, misture o iogurte grego, o suco de limão, o mel ou xarope de bordo, o sal e a pimenta-do-reino. Sirva as almôndegas de grão de bico com o molho de iogurte e decore com salsa fresca picada.

SALADA DE OVOS COM BACON E ESPINAFRE

Tempo de preparação: Aproximadamente 15-20 minutos

Tempos de cozimento: Aproximadamente 10-15 minutos

6 ovos cozidos, descascados e cortados ao meio

4 xícaras de espinafre fresco, lavado e seco

150g de bacon crocante cortado em cubos

1/2 cebola roxa picada finamente

1/4 xícara de queijo feta esfarelado

2 colheres de sopa de sementes de girassol torradas

(opcional para crocância)

Azeite virgem extra

Sal e pimenta preta a gosto

Vinagrete ao seu gosto (opcional)

Preparação:

Em uma frigideira, cozinhe o bacon em fogo médio-alto até ficar crocante. Escorra o excesso de óleo e deixe esfriar sobre papel absorvente. Em uma tigela grande, arrume o espinafre fresco. Coloque os ovos cozidos cortados ao meio por cima do espinafre. Espalhe o bacon crocante e a cebola roxa picada sobre os ovos. Adicione o queijo feta esfarelado e as sementes de girassol torradas (se for usar). Tempere com um fio de azeite virgem extra, sal e pimenta preta a gosto. Você também pode adicionar um vinagrete de sua preferência para dar um toque extra de sabor.

TORTA SALGADA COM BRÓCOLI E QUEIJO

Tempo de preparação: Aproximadamente 20-25 minutos

Tempos de cozimento: Aproximadamente 30-35 minutos

Doses Ingredientes para 4 Pessoas:

1 massa folhada retangular (cerca de 230 g)

2 xícaras de brócolis fresco, picado e escaldado

1 xícara de queijo cheddar ralado

4 ovos

1/2 xícara de leite

1 dente de alho picado finamente

Sal e pimenta preta a gosto

Noz moscada a gosto

Preparação:

Pré-aqueça o forno a 180°C e forre uma assadeira retangular com papel manteiga. Abra a massa folhada na forma, cobrindo completamente o fundo e as bordas. Numa tigela, bata os ovos com o leite, o alho picado, o queijo cheddar ralado, o sal, a pimenta-do-reino e uma ralada de noz-moscada. Espalhe os brócolis escaldados sobre a massa folhada. Despeje a mistura de ovo e queijo sobre os brócolis. Asse no forno pré-aquecido por cerca de 30-35 minutos ou até que o bolo esteja dourado e o interior firme. Deixe esfriar um pouco antes de cortar o bolo em fatias e servir.

SANDUÍCHES DE FRANGO COM PESTO E ALFACE

Tempo de preparação: Aproximadamente 15-20 minutos

Tempos de cozimento: Aproximadamente 10-15 minutos

Doses Ingredientes para 4 Pessoas:

4 rolos de farinha integral ou rolos de gergelim

4 peitos de frango sem pele e desossados

4 colheres de sopa de pesto (você pode usar pesto

comprou ou prepare em casa)

Folhas de alface

Tomates fatiados (opcional)

Queijo de sua preferência (opcional)

Sal e pimenta preta a gosto

Azeite para cozinhar

Preparação:

Aqueça um pouco de azeite numa frigideira ou grelha. Tempere os peitos de frango com sal e pimenta-do-reino. Cozinhe o frango até ficar totalmente cozido e dourado dos dois lados, geralmente 5-7 minutos de cada lado, dependendo da espessura do peito de frango. Durante os últimos minutos de cozimento, espalhe o pesto nos dois lados do frango para dar sabor. Corte os pães ao meio e torre levemente, se desejar. Monte os sanduíches com uma folha de alface, uma rodela de tomate (se desejar), peito de frango com pesto e queijo (se for usar). Sirva sanduíches de frango como sanduíches quentes para um delicioso almoço ou lanche.

ESPETOS DE PERU COM MOLHO TZATZIKI

Tempo de preparação: Aproximadamente 20-25 minutos

Tempos de cozimento: Aproximadamente 10-15 minutos

Doses Ingredientes para 4 Pessoas:

Para os espetos de peru:

500 g de peito de peru cortado em cubos

1 limão, suco e raspas

2 colheres de sopa de azeite

2 colheres de chá de orégano seco

Sal e pimenta preta a gosto

Espetos de madeira (embebidos

em água para evitar que queimem)

Para o molho Tzatziki:

1 xícara de iogurte grego

1 pepino, descascado, sem sementes e ralado

2 dentes de alho picados finamente

Suco de 1/2 limão

2 colheres de sopa de azeite extra virgem

1 colher de sopa de hortelã fresca picada (opcional)

Sal e pimenta preta a gosto

Preparação:

Para os espetos de peru: Em uma tigela, misture o suco e as raspas de limão, o azeite, o orégano seco, o sal e a pimenta-do-reino. Passe os cubos de peito de peru nos palitos previamente embebidos. Pincele os cubos de peru com a marinada de limão e orégano.

Cozinhe os espetos em uma grelha quente ou em uma frigideira antiaderente até que o peru esteja totalmente cozido, geralmente de 10 a 15 minutos. Para o Molho Tzatziki: Em uma tigela, misture o iogurte grego, o pepino ralado, o alho picado, o suco de limão, o azeite, a hortelã fresca (se desejar), o sal e a pimenta-do-reino. Deixe descansar na geladeira por pelo menos 30 minutos antes de servir. Sirva espetos de peru com molho tzatziki como prato principal ou lanche.

CROSTINI COM COGUMELOS PORCINI E QUEIJO

Tempo de preparação: Aproximadamente 20-25 minutos

Tempos de cozimento: Aproximadamente 10-15 minutos

Doses Ingredientes para 4 Pessoas:

8 fatias de baguete ou pão ciabatta

200 g de cogumelos porcini frescos e limpos e

fatiado em fatias finas (você também pode usar

cogumelos porcini secos encharcados)

200 g de cream cheese (você pode

use seu queijo para barrar favorito)

2 dentes de alho picados finamente

Salsa fresca picada para enfeitar

Azeite virgem extra

Sal e pimenta preta a gosto

Preparação:

Pré-aqueça o forno a 180°C. Coloque as fatias de pão num tabuleiro e pincele um pouco de azeite dos dois lados. Torre as fatias de pão no forno até dourar, cerca de 5-7 minutos de cada lado. Fique de olho nisso, pois o tempo de torra pode variar. Enquanto o pão tosta, aqueça um pouco de azeite numa frigideira. Adicione os dentes de alho picados e os cogumelos porcini fatiados e cozinhe até os cogumelos ficarem macios e dourados. Adicione sal e pimenta preta a gosto. Depois de torrado, espalhe o cream cheese em cada fatia de torrada. Espalhe os cogumelos porcini salteados em cada crouton com queijo. Decore com salsa fresca picada. Sirva o crostini como aperitivo ou lanche.

SALADA DE CUSCUZ COM PEPINOS E TOMATES

Tempo de preparação: Aproximadamente 15-20 minutos

Tempos de cozimento: cerca de 5 minutos

Doses Ingredientes para 4 Pessoas:

1 xícara de cuscuz

1 xícara de água fervente

2 colheres de sopa de azeite extra virgem

Suco de 1 limão

2 pepinos descascados e cortados em cubos

2 tomates maduros, cortados em cubos

1/2 cebola roxa picada finamente

Salsa fresca picada a gosto

Sal e pimenta preta a gosto

Preparação:

Em uma tigela, despeje o cuscuz. Despeje a água fervente sobre o cuscuz, cubra a tigela com uma tampa ou uma folha de filme plástico e deixe descansar por cerca de 5 minutos. Depois de descansar, afofe o cuscuz com um garfo para deixá-lo leve e arejado. Adicione o azeite e o suco de limão ao cuscuz e misture bem. Adicione os pepinos, os tomates, a cebola roxa, a salsa fresca e tempere com sal e pimenta-do-reino a gosto. Misture tudo com cuidado até obter uma salada de cuscuz bem combinada. Sirva a salada como acompanhamento ou prato principal leve.

BRUSCHETTE DE BERINJELA COM PARMESAO

Tempo de preparação: 30-35 minutos

Tempos de cozimento: Aproximadamente 20-25 minutos

Doses Ingredientes para 4 Pessoas:

Para a Bruscheta:

1 baguete ou pão rústico

2 berinjelas médias, cortadas em fatias finas

Azeite virgem extra

Sal e pimenta preta a gosto

2 xícaras de tomate pelado em cubos (você pode
use tomates frescos ou enlatados)

200 g de mussarela fresca cortada em cubos

1/2 xícara de parmesão ralado

Manjericão fresco para enfeitar

Preparação:

Pré-aqueça o forno a 200°C. Pincele as rodelas de berinjela com azeite, sal e pimenta-do-reino e grelhe ou grelhe a berinjela até ficar macia e levemente dourada. Corte o pão em fatias grossas e torre levemente. Em uma frigideira, aqueça os tomates pelados em cubos em fogo médio-baixo e adicione sal e pimenta a gosto. Cozinhe até os tomates engrossarem um pouco. Monte a bruscheta: coloque uma camada de berinjela grelhada sobre o pão torrado, depois acrescente o tomate pelado, a mussarela picada e o parmesão ralado. Asse a bruscheta no forno pré-aquecido por 5-7 minutos ou até o queijo derreter e dourar. Decore com folhas frescas de manjericão e sirva a bruscheta como aperitivo ou prato principal.

SALADA DE FEIJÃO COM ATUM E CEBOLA VERMELHA

Tempo de preparação: Aproximadamente 15-20 minutos

Tempos de cozimento: Sem cozinhar

Doses Ingredientes para 4 Pessoas:

2 latas de feijão cannellini ou feijão vermelho

feijão borlotti, escorrido e enxaguado 2 latas de atum em lata, escorrido

1 cebola roxa em fatias finas

1 pimentão vermelho cortado em cubos

1/4 xícara de salsa fresca picada

1/4 xícara de azeite extra virgem

Suco de 1 limão

Sal e pimenta preta a gosto

Preparação:

Em uma tigela grande, misture o feijão canelini escorrido, o atum escorrido, a cebola roxa fatiada, o pimentão vermelho picado e a salsa fresca picada. Em uma tigela pequena, prepare o vinagrete misturando o azeite, o suco de limão, o sal e a pimenta-do-reino a gosto. Despeje o vinagrete sobre a salada de feijão e atum e misture bem até que todos os ingredientes estejam bem misturados. Deixe a salada descansar na geladeira por pelo menos 30 minutos antes de servir para permitir que os sabores se misturem. Sirva a salada de feijão como acompanhamento ou prato principal leve.

ALMÔNDEGAS DE QUINOA COM MOLHO DE PIMENTAO

Tempo de preparação: 30-35 minutos

Tempos de cozimento: Aproximadamente 15-20 minutos

Doses Ingredientes para 4 Pessoas:

Para as almôndegas:

1 xícara de quinoa

2 xícaras de água

1 ovo

1/2 xícara de queijo ralado de sua preferência

(por exemplo parmesão ou pecorino)

2 colheres de sopa de pão ralado

2 dentes de alho picados finamente

2 colheres de sopa de salsa fresca picada

Sal e pimenta preta a gosto

Azeite para cozinhar

Para o molho de pimenta:

1/2 xícara de iogurte grego

1 pimenta vermelha fresca, finamente picada

Suco de 1 limão

Sal e pimenta preta a gosto

Preparação:

Lave bem a quinoa em água corrente. Em uma panela, ferva a água, adicione a quinoa e cozinhe de acordo com as instruções da embalagem (geralmente cerca de 15 minutos). Escorra o excesso de água e deixe esfriar. Numa tigela grande, misture a quinoa cozida, o ovo, o queijo ralado, o pão ralado, o alho picado, a salsa fresca picada, o sal e a pimenta preta.

Misture até obter uma mistura homogênea. Com as mãos molhadas, molde a mistura de quinoa em almôndegas. Numa frigideira antiaderente aqueça um pouco de azeite e frite as almôndegas até dourar dos dois lados. Enquanto isso, faça o molho de pimenta misturando o iogurte grego, a pimenta vermelha esmagada, o suco de limão, o sal e a pimenta preta em uma tigela. Sirva as almôndegas de quinoa quentes com o molho de pimenta como condimento.

OMELETE DE ABOBRINHA COM QUEIJO DE CABRA

Tempo de preparação: Aproximadamente 20-25 minutos

Tempos de cozimento: Aproximadamente 10-15 minutos

Doses Ingredientes para 4 Pessoas:

6 ovos

2 abobrinhas médias, cortadas em rodelas finas

100g de queijo de cabra esfarelado

2 colheres de sopa de azeite extra virgem

1 cebola roxa picadinha

Sal e pimenta preta a gosto

Salsa fresca picada para enfeitar (opcional)

Preparação:

Em uma frigideira antiaderente, aqueça o azeite em fogo médio-alto. Adicione a abobrinha e a cebola picada e cozinhe até que a abobrinha esteja macia e levemente dourada, cerca de 5 a 7 minutos. Adicione sal e pimenta preta a gosto. Em uma tigela, bata os ovos e despeje sobre a abobrinha e a cebola na frigideira. Polvilhe o queijo de cabra esfarelado por cima dos ovos. Cozinhe em fogo médio-baixo até que os ovos estejam firmes e o queijo derreta, geralmente 10-15 minutos. Decore com salsa fresca picada, se desejar. Sirva omelete de abobrinha com queijo de cabra como prato principal ou aperitivo.

ROLOS DE PRESUNTO E MELÃO

Tempos de preparação: 15-20 minutos

Ingredientes para 4 pessoas:

1 melão maduro

200 g de presunto cru

Folhas frescas de manjericão

Pimenta preta moída

Preparação

Corte o melão ao meio, retire as sementes e use uma colher para fazer bolinhas ou cubos de melão. Você também pode usar um descaroçador de melão, se tiver um. Pegue uma fatia de presunto curado e enrole em cada bola ou cubo de melão. Coloque os rolinhos em um prato de servir. Pegue algumas folhas frescas de manjericão e coloque-as por cima dos rolinhos. Adicione um pouco de pimenta-do-reino no topo dos pãezinhos para dar um toque de sabor. Sirva os rolinhos de presunto e melão como aperitivo. São frescos, doces e salgados ao mesmo tempo, perfeitos para estimular o apetite.

RECEITAS
PRIMEIROS PRATOS

RISOTO INTEGRAL COM COGUMELOS E ESPINAFRES

Tempo de preparo: 20 minutos

Tempo de cozimento: 20-25 minutos

Doses: 4 pessoas

Ingredientes:

320g de arroz integral

1 litro de caldo de legumes

300g de cogumelos mistos

200g de espinafre fresco

1 cebola

2 dentes de alho

50g de manteiga

50g de parmesão ralado

Azeite virgem extra

Sal e pimenta a gosto

Preparação:

Prepare o caldo: Deixe ferver o caldo de legumes e mantenha-o aquecido. Refogado: Em uma panela, derreta a manteiga com o azeite. Adicione a cebola e o alho picados e refogue. Torre o arroz: Adicione o arroz e toste por alguns minutos, mexendo sempre, até ficar transparente. Deglaze com uma concha de caldo quente. Cozinhando: Continue cozinhando o risoto, acrescentando o caldo quente aos poucos e mexendo sempre. Cogumelos e espinafres: Entretanto, limpe os cogumelos e corte-os em rodelas. Refogue-os em uma panela com um fio de azeite até dourar. Lave os espinafres e escalde-os durante alguns minutos. Conclusão: A meio da cozedura do risoto, adicione os cogumelos salteados. Depois de cozido, misture o risoto com o parmesão, o espinafre e a pimenta moída.

MASSA INTEGRAL COM ABOBRINHA E SALMÃO FUMADO

Tempo de preparo: 15 minutos

Tempo de cozimento: 10 minutos

Doses: 4 pessoas

Ingredientes:

320g de macarrão integral (fusilli, espaguete ou outra forma de sua preferência)

2 abobrinhas

200g de salmão defumado

1 chalota

Azeite virgem extra

Suco de meio limão

Hortelã fresca (opcional)

Sal e pimenta a gosto

Preparação:

Cozinhe o macarrão: Cozinhe o macarrão em bastante água e sal. Courgettes: Entretanto, lave as abobrinhas, corte-as em juliana e refogue-as numa frigideira com as chalotas picadas e um fio de azeite até ficarem macias. Tempero: Esfarele o salmão fumado e junte às abobrinhas. Adicione o suco de limão, sal, pimenta e misture bem. Serviço: Escorra a massa al dente e tempere com a curgete e o molho de salmão. Se desejar, adicione algumas folhas de hortelã fresca picadas.

ESPAGUETE DE ABOBRINHA COM MEATBALLS DE FRANGO

Tempos de preparação: 30-35 minutos

Tempos de cozimento: 15-20 minutos

Doses Ingredientes para 4 Pessoas:

Para o espaguete de abobrinha:

4 abobrinhas médias

Sal e pimenta preta a gosto

Para as almôndegas de frango:

500 g de carne de frango picada

1/4 xícara de pão ralado

1 ovo

2 colheres de sopa de parmesão ralado

2 dentes de alho picados

2 colheres de sopa de salsa fresca picada

Sal e pimenta preta a gosto

Azeite para cozinhar

Preparação:

Use um cortador de abobrinha ou um cortador de juliana para fazer espaguete de abobrinha. Em uma tigela, misture a carne moída do frango, o pão ralado, o ovo, o queijo ralado, o alho, a salsa, o sal e a pimenta. Molde almôndegas com as mãos. Numa frigideira antiaderente aqueça um pouco de azeite e cozinhe as almôndegas de frango até ficarem douradas e cozidas. Enquanto as almôndegas cozinham, aqueça um pouco de azeite em outra panela e cozinhe o espaguete de abobrinha até ficar macio, mas ainda crocante. Sirva o Espaguete de Abobrinha com as Almôndegas de Frango como desejar.

SALADA DE CAMARÃO E ABACATE COM MOLHO DE LIMA

Tempos de preparação: 20-25 minutos

Tempos de cozimento: 5-7 minutos

Doses Ingredientes para 4 Pessoas:

400 g de camarões descascados e limpos

2 abacates maduros, cortados em cubos

Suco de 2 limões

1/4 xícara de coentro fresco picado

1 pimenta vermelha fresca, finamente picada

(opcional para um toque picante)

Sal e pimenta preta a gosto

Azeite virgem extra

Preparação:

Se os camarões ainda não estiverem cozidos, cozinhe-os numa frigideira antiaderente com um pouco de azeite até ficarem rosados e opacos. Em uma tigela, misture o camarão cozido (resfriado), o abacate em cubos, o suco de limão, o coentro, a pimenta vermelha (se for usar), o sal e a pimenta. Misture bem todos os ingredientes e certifique-se de que os abacates ficam bem revestidos com o molho de limão. Sirva a Salada de Camarão e Abacate conforme desejar.

OMELETE DE OVOS COM ESPINAFRE E QUEIJO

Tempos de preparação: 15-20 minutos

Tempos de cozimento: 10-15 minutos

Doses Ingredientes para 4 Pessoas:

8 ovos

200 g de espinafre fresco

1/2 xícara de queijo ralado (ex.

queijo cheddar ou queijo suíço)

Sal e pimenta preta a gosto

Azeite para cozinhar

Preparação:

Em uma frigideira antiaderente, aqueça um pouco de azeite em fogo médio. Adicione o espinafre fresco e cozinhe até murchar ligeiramente. Numa tigela, bata os ovos, acrescente o queijo ralado, o sal e a pimenta. Misture bem. Despeje a mistura de ovos sobre o espinafre na frigideira. Cozinhe a omelete em fogo médio-baixo até que esteja firme e o queijo derreta, geralmente 10-15 minutos. Sirva a Omelete de Ovo com Espinafre e Queijo como prato principal.

ESPAGUETE DE ABOBRINHA COM MOLHO DE MANTEIGA DE ALHO

Tempos de preparação: 15-20 minutos

Tempos de cozimento: 10-15 minutos

Doses Ingredientes para 4 Pessoas:

4 abobrinhas médias

4 colheres de sopa de manteiga

4 dentes de alho picados finamente

Sal e pimenta preta a gosto

Parmesão ralado a gosto (para enfeitar)

Salsa fresca picada a gosto (para enfeitar)

Preparação:

Use um cortador de abobrinha ou um cortador de juliana para fazer espaguete de abobrinha. Em uma frigideira, derreta a manteiga em fogo médio-baixo. Adicione o alho picado e cozinhe até começar a dourar. Adicione o macarrão de abobrinha à panela com o molho de manteiga e cozinhe por 3-5 minutos ou até ficar macio, mas ainda crocante. Adicione sal e pimenta a gosto. Sirva o espaguete de abobrinha com molho de manteiga de alho como prato principal, guarnecido com parmesão ralado e salsa fresca picada, se desejar.

SALMÃO ASSADO EM CAMA DE ESPINAFRE

Tempos de preparação: 10-15 minutos

Tempos de cozimento: 15-20 minutos

Doses Ingredientes para 4 Pessoas:

4 filés de salmão (cerca de 150 g cada)

200 g de espinafre fresco

Suco de 1 limão

2 dentes de alho picados finamente

Sal e pimenta preta a gosto

Azeite virgem extra

Fatias de limão (para enfeitar)

Preparação:

Pré-aqueça o forno a 180°C. Numa panela, aqueça um pouco de azeite e acrescente os espinafres frescos. Cozinhe-os até murcharem. Adicione o alho picado e cozinhe por um minuto. Disponha o espinafre cozido em uma assadeira como "cama" para o salmão. Coloque os filés de salmão por cima das camas de espinafre. Esprema o suco de limão sobre o salmão e adicione sal e pimenta a gosto. Cubra a panela com papel alumínio e leve ao forno por 15-20 minutos ou até que o salmão esteja cozido e lasque facilmente com um garfo. Decore com rodelas de limão antes de servir.

CARPACCIO DE ABÓBORA COM TOMATES SECOS E QUEIJO

Tempos de preparação: 10-15 minutos

Tempos de cozimento: Nenhum (prato frio)

Doses Ingredientes para 4 Pessoas:

2-3 abobrinhas médias

Tomates secos em óleo, cortados em tiras

Queijo de sua preferência (por exemplo, parmesão,

pecorino), ralado ou cortado em flocos

Azeite virgem extra

Suco de limão

Sal e pimenta preta a gosto

Folhas frescas de manjericão (para enfeitar)

Preparação:

Use um bandolim ou descascador de batatas para cortar as abobrinhas bem finas e arrume-as em uma camada uniforme em uma travessa. Distribua as tiras de tomate seco sobre as abobrinhas. Adicione o queijo ralado ou em flocos por cima do carpaccio de curgete e de tomate seco. Tempere com azeite, sumo de limão, sal e pimenta a gosto. Decore com folhas frescas de manjericão. Sirva o Carpaccio de Courgette com Tomate Seco e Queijo como aperitivo ou acompanhamento.

ALMOFADA DE PEPINO TAILANDÊS COM FRANGO GRELHADO

Tempos de preparação: 20-25 minutos

Tempos de cozimento: 10-15 minutos

Doses Ingredientes para 4 Pessoas:

Para o Pepino Pad Thai:

4 pepinos em espiral

2 peitos de frango grelhados, cortados em tiras finas

2 ovos

1/4 xícara de molho de soja

2 colheres de sopa de açúcar mascavo

Suco de 2 limões

2 dentes de alho picados finamente

Pimenta vermelha seca picada (a gosto)

Azeite para cozinhar

Preparação:

Numa panela grande, aqueça um pouco de azeite e acrescente o alho picado. Cozinhe até ficar perfumado. Adicione o frango à grelha e cozinhe até ficar cozido e dourado. Passe o frango para um prato e na mesma panela acrescente os ovos batidos. Mexa até engrossar. Adicione os pepinos espiralizados à frigideira junto com os ovos. Cozinhe por alguns minutos até ficar macio, mas ainda crocante. Adicione o molho de soja, o açúcar mascavo, o suco de limão e a pimenta vermelha seca (se for usar). Misture bem. Adicione o frango à frigideira e mexa para combinar todos os ingredientes. Sirva Gherkin Pad Thai com Frango Grelhado quente.

BERINGELAS GRELHADAS COM PESTO DE TOMATE

Tempos de preparação: 15-20 minutos

Tempos de cozimento: 10-15 minutos

Doses Ingredientes para 4 Pessoas:

2 berinjelas médias, cortadas em rodelas

Azeite virgem extra

Sal e pimenta preta a gosto

Para o pesto de tomate:

1 xícara de tomate seco em óleo, escorrido

2 dentes de alho

1/4 xícara de manjericão fresco

1/4 xícara de parmesão ralado

Sal e pimenta preta a gosto

Preparação:

Pré-aqueça uma grelha ou chapa para grelhar. Pincele as rodelas de berinjela com azeite, depois grelhe até ficarem macias e com as clássicas listras grelhadas. Enquanto isso prepare o pesto de tomate. No liquidificador, bata o tomate seco, o alho, o manjericão, o queijo ralado, o sal e a pimenta até ficar cremoso. Quando as beringelas estiverem prontas, coloque-as num prato de servir e polvilhe com o pesto de tomate. Sirva a Berinjela Grelhada com Pesto de Tomate como aperitivo ou acompanhamento.

LASANHA DE ABOBRINHA COM MOLHO DE RICOTA E CARNE

Tempos de preparação: 30-40 minutos

Tempos de cozimento: 30-35 minutos

Doses Ingredientes para 4 Pessoas:

4 abobrinhas médias, cortadas em fatias longas

500 g de carne picada (bovina ou suína)

1 cebola picada, 2 dentes de alho picados

1 xícara de molho de tomate

1 xícara de requeijão

1/2 xícara de parmesão ralado

1/4 xícara de manjericão fresco picado

Sal e pimenta preta a gosto

Azeite virgem extra

Preparação:

Pré-aqueça o forno a 180°C. Num tacho, aqueça um pouco de azeite e junte a cebola e o alho picados. Cozinhe até dourar. Adicione a carne moída e cozinhe até dourar bem. Adicione o molho de tomate, sal e pimenta. Cozinhe por alguns minutos. Em uma tigela, misture a ricota, o queijo ralado e o manjericão fresco. Adicione sal e pimenta a gosto. Em uma assadeira, crie uma camada de rodelas de abobrinha, uma camada de molho de carne, uma camada de mistura de ricota e repita até acabar os ingredientes. Finalize com uma camada da mistura de ricota. Cubra a panela com papel alumínio e leve ao forno por 20-25 minutos, depois descubra e cozinhe por mais 10 minutos ou até que a lasanha de abobrinha esteja bem cozida e o queijo dourado. Sirva a Lasanha de Abobrinha com Ricota e Molho de Carne quente.

RISOTTO DE COGUMELO PORCINI COM PARMESÃO

Tempos de preparação: 10-15 minutos

Tempos de cozimento: 20-25 minutos

Doses Ingredientes para 4 Pessoas:

320 g de arroz Arborio ou Carnaroli

200 g de cogumelos porcini frescos ou secos (demolhados)

1 cebola picada

2 dentes de alho picados finamente

1/2 xícara de vinho branco seco

1,5 litros de caldo de legumes ou cogumelos (quente)

1/2 xícara de parmesão ralado

2 colheres de sopa de manteiga

Azeite virgem extra

Sal e pimenta preta a gosto

Salsa fresca picada (para enfeitar)

Preparação:

Se estiver usando cogumelos secos, deixe-os de molho em água quente por cerca de 15 a 20 minutos, depois escorra e pique-os grosseiramente. Num tacho, aqueça um pouco de azeite e junte a cebola e o alho picados. Cozinhe até ficar translúcido. Adicione os cogumelos (frescos ou secos) e cozinhe até começarem a dourar. Adicione o arroz e toste por alguns minutos até ficar ligeiramente transparente. Despeje o vinho branco e mexa até que o vinho seja absorvido pelo arroz.

Comece adicionando o caldo quente, uma concha de cada vez, mexendo sempre e esperando que o líquido seja absorvido antes de adicionar a próxima. Continue cozinhando até que o arroz fique al dente e o risoto fique com textura cremosa. Desligue o fogo e acrescente o parmesão ralado e a manteiga. Misture bem até obter um risoto cremoso. Adicione sal e pimenta a gosto e decore com salsa fresca picada. Sirva o Risoto de Cogumelos Porcini com parmesão quente.

SALADA DE FRANGO COM ABACATE E LEGUMES

Tempos de preparação: 15-20 minutos

Tempos de cozimento: 10-15 minutos

Doses Ingredientes para 4 Pessoas:

Para a Salada:

2 peitos de frango cozidos e

corte em tiras ou cubos

2 abacates cortados em cubos

Alface mista ou salada a

folhas verdes a gosto

Legumes a gosto (por exemplo, tomate,

pepinos, cenouras, pimentões)

Sementes de sua escolha (por exemplo, sementes de

girassol, sementes de abóbora)

Queijo a gosto (ex.

queijo feta, queijo de cabra)

Para o vinagrete:

1/4 xícara de azeite extra virgem

Suco de 1 limão

1 colher de chá de mostarda Dijon

Sal e pimenta preta a gosto

Preparação:

Em uma tigela grande, misture o frango cozido, o abacate, a alface, as verduras e as sementes. Em uma jarra ou tigela pequena, faça o vinagrete combinando o azeite, o suco de limão, a mostarda, o sal e a pimenta. Agite ou misture bem. Despeje o vinagrete sobre a salada e misture delicadamente para cobrir os ingredientes do vinagrete. Decore com queijo a gosto e sirva como prato principal a Salada de Frango com Abacate e Legumes.

ESPAGUETE DE ARROZ INTEGRAL COM PESTO DE RUCULA

Tempos de preparação: 15-20 minutos

Tempo de cozimento: 10-15 minutos (para macarrão)

Doses Ingredientes para 4 Pessoas:

320 g de espaguete de arroz integral

2 xícaras de folhas frescas de rúcula

1/2 xícara de nozes torradas

2 dentes de alho picados finamente

1/2 xícara de parmesão ralado

1/2 xícara de azeite extra virgem

Suco de 1 limão

Sal e pimenta preta a gosto

Preparação:

Cozinhe o macarrão de arroz integral de acordo com as instruções da embalagem até ficar al dente. Escorra e reserve. Num processador de alimentos, bata a rúcula, as nozes torradas, o alho, o queijo ralado, o sumo de limão, o sal e a pimenta. Continue batendo enquanto adiciona lentamente o azeite até obter um pesto cremoso. Em uma tigela grande, misture o macarrão de arroz com o pesto de rúcula até ficar bem revestido. Sirva o Espaguete de Arroz Integral com Pesto de Rúcula quente ou em temperatura ambiente.

OMELETE DE BATATA DOCE COM BACON E CEBOLA

Tempos de preparação: 15-20 minutos

Tempos de cozimento: 15-20 minutos

Doses Ingredientes para 4 Pessoas:

2 batatas-doces médias, descascadas e cortadas em cubos

100g de bacon em cubos

1 cebola cortada em rodelas

8 ovos

1/4 xícara de leite

Sal e pimenta preta a gosto

Azeite virgem extra

Queijo a gosto

(opcional, para enfeitar)

Preparação:

Numa frigideira antiaderente, aqueça um pouco de azeite e adicione os cubos de batata-doce. Cozinhe em fogo médio-baixo até que as batatas estejam macias e levemente douradas. Mova as batatas para um prato. Na mesma panela, adicione o bacon e cozinhe até ficar crocante. Mova o bacon para um prato com papel toalha para remover o excesso de óleo. Na mesma panela, adicione as rodelas de cebola e cozinhe até ficar translúcida. Numa tigela, bata os ovos com o leite, o sal e a pimenta. Adicione a batata doce, o bacon e a cebola aos ovos batidos e misture bem.

Aqueça um pouco de azeite na frigideira e despeje toda a mistura de ovo, batata e bacon na frigideira. Cozinhe em fogo médio-baixo até que as bordas da omelete estejam douradas e o interior completamente cozido. Você pode cobrir a panela com uma tampa para ajudar no cozimento. Se desejar, cubra com queijo a gosto e cozinhe até o queijo derreter. Sirva a Fritada de Batata Doce com Bacon e Cebola quente ou em temperatura ambiente.

NHOQUE DE BATATA COM MOLHO DE TOMATE

Tempos de preparação: 30-40 minutos

Tempos de cozimento: 5-10 minutos

Doses Ingredientes para 4 Pessoas:

Para o nhoque:

500 g de nhoque de batata (você pode

use-os frescos ou congelados)

Sal a gosto

Para o molho de tomate:

2 xícaras de purê de tomate

2 dentes de alho picados finamente

1/4 xícara de manjericão fresco picado

Sal e pimenta preta a gosto

Azeite virgem extra

Preparação:

Em uma panela grande, leve bastante água com sal para ferver. Cozinhe os nhoques conforme as instruções da embalagem ou até flutuarem. Escorra o nhoque e reserve. Numa panela, aqueça um pouco de azeite e adicione o alho picado. Cozinhe até ficar perfumado. Adicione o purê de tomate, o manjericão fresco, o sal e a pimenta. Cozinhe em fogo médio-baixo por cerca de 5 a 10 minutos ou até o molho engrossar levemente. Adicione o nhoque de batata ao molho de tomate na panela e misture bem para revestir. Sirva o Nhoque de Batata com Molho de Tomate quente, guarnecido com manjericão fresco se desejar.

TAGLIATELLE DE ABOBRINHA COM MOLHO ALFREDO LEVE

Tempos de preparação: 15-20 minutos

Tempos de cozimento: 10-15 minutos

Doses Ingredientes para 4 Pessoas:

4 abobrinhas médias cortadas em

juliana ou com espiralizador

2 colheres de sopa de manteiga light

2 dentes de alho picados finamente

1 xícara de creme light

1/2 xícara de parmesão ralado

Noz moscada a gosto

Sal e pimenta preta a gosto

Salsa fresca picada (para enfeitar)

Preparação:

Em uma frigideira, derreta a manteiga leve em fogo médio-baixo. Adicione o alho picado e cozinhe até ficar perfumado. Adicione as abobrinhas cortadas em juliana ou espiralizadas e cozinhe por 2-3 minutos ou até ficarem macias, mas ainda crocantes. Despeje o creme light na panela e misture bem. Adicione o parmesão ralado e continue mexendo até obter um molho cremoso. Tempere o molho com uma pitada de noz moscada, sal e pimenta preta a gosto. Sirva o Tagliatelle de Abobrinha com Molho Alfredo Light, guarnecido com salsa fresca picada se desejar.

RISOTTO DE QUINOA COM ESPARGOS E QUEIJO

Tempos de preparação: 10-15 minutos

Tempos de cozimento: 20-25 minutos

Doses Ingredientes para 4 Pessoas:

1 xícara de quinoa

1 cacho de aspargos cortados em pedaços pequenos

1 cebola picada

2 dentes de alho picados finamente

4 xícaras de caldo de legumes (quente)

1 xícara de queijo Gouda ou queijo ralado a gosto

2 colheres de sopa de azeite extra virgem

Sal e pimenta preta a gosto

Preparação:

Em uma panela, aqueça o azeite em fogo médio. Adicione a cebola picada e o alho e cozinhe até ficar translúcido. Adicione a quinoa e toste por cerca de 2 minutos, mexendo sempre. Adicione os aspargos picados e continue cozinhando por mais alguns minutos. Despeje uma xícara de caldo quente na panela e mexa. Continue cozinhando em fogo médio, mexendo ocasionalmente. Assim que o caldo for absorvido, adicione outra xícara de caldo e repita o processo até que a quinoa esteja cozida (cerca de 15-20 minutos). Adicione o queijo ralado e misture até obter uma consistência cremosa. Tempere com sal e pimenta a gosto. Sirva o Risoto de Quinoa com Espargos e Queijo, guarnecendo com queijo a gosto se desejar.

ESPAGUETE DE ABOBRINHA COM CAMARÕES DE LIMÃO

Tempos de preparação: 15-20 minutos

Tempos de cozimento: 10-15 minutos

Doses Ingredientes para 4 Pessoas:

4 abobrinhas médias cortadas em juliana

ou com um espiralizador

400 g de camarões descascados e limpos

Suco e raspas de 1 limão

3 dentes de alho picados finamente

2 colheres de sopa de manteiga

2 colheres de sopa de azeite extra virgem

Sal e pimenta preta a gosto

Salsa fresca picada (para enfeitar)

Preparação:

Numa frigideira, aqueça o azeite e a manteiga em fogo médio. Adicione o alho picado e cozinhe até ficar perfumado. Adicione os camarões descascados e cozinhe por 2-3 minutos de cada lado ou até ficarem rosados e cozidos. Retire o camarão da frigideira e reserve. Na mesma panela, adicione as abobrinhas cortadas em juliana e cozinhe por cerca de 2-3 minutos ou até ficarem macias, mas ainda crocantes. Adicione o suco de limão e as raspas raladas às abobrinhas e misture bem. Combine os camarões previamente cozidos com as abobrinhas de limão, misture e cozinhe por mais um minuto. Tempere com sal e pimenta a gosto. Decore com salsa fresca picada e sirva o Esparguete de Courgette com Camarões ao Limão quente.

SALMÃO GRELHADO COM RISOTTO DE COUVE-FLOR

Tempos de preparação: 15-20 minutos

Tempos de cozimento: 20-25 minutos

Doses Ingredientes para 4 Pessoas:

Para o salmão:

4 filés de salmão

Azeite virgem extra

Sal e pimenta preta a gosto

Raspas de limão raladas

(opcional, para enfeitar)

Para o risoto de couve-flor:

1 couve-flor média, dividida em florzinhas

1 cebola picada

2 dentes de alho picados finamente

2 xícaras de caldo de frango ou legumes (quente)

1/2 xícara de parmesão ralado

2 colheres de sopa de manteiga

Sal e pimenta preta a gosto

Preparação:

Pré-aqueça a grelha em fogo médio-alto. Pincele os filés de salmão com um pouco de azeite e tempere com sal e pimenta. Grelhe o salmão por cerca de 4-5 minutos de cada lado ou até estar cozido. Você pode decorar com raspas de limão antes de servir. Enquanto isso, cozinhe os floretes de couve-flor no vapor até ficarem macios (cerca de 5-7 minutos). Em seguida, bata as florzinhas cozidas no vapor em um processador de alimentos até obterem uma consistência de arroz.

Em uma frigideira, derreta a manteiga em fogo médio-baixo. Adicione a cebola picada e cozinhe até ficar translúcida. Adicione o alho picado e cozinhe por um minuto até ficar perfumado. Adicione o "arroz" de couve-flor e mexa por cerca de 2-3 minutos. Despeje o caldo quente aos poucos no "arroz" de couve-flor, mexendo sempre até que o caldo seja absorvido e o risoto fique cremoso (cerca de 10-15 minutos). Retire do fogo, acrescente o queijo parmesão ralado e misture até obter uma consistência cremosa. Tempere com sal e pimenta a gosto. Sirva o salmão grelhado com risoto de couve-flor quente.

ESPAGUETE INTEIRO COM MOLHO DE TOMATE FRESCO

Tempos de preparação: 15-20 minutos

Tempos de cozimento: 20-25 minutos

Doses Ingredientes para 4 Pessoas:

320 g de espaguete integral

4 tomates maduros, cortados em cubos

2 dentes de alho picados finamente

1/4 xícara de manjericão fresco picado

2 colheres de sopa de azeite extra virgem

Sal e pimenta preta a gosto

Queijo parmesão ralado

(opcional, para enfeitar)

Preparação:

Cozinhe o espaguete integral em uma panela com água e sal seguindo as instruções da embalagem até ficar al dente. Escorra o macarrão e reserve. Numa frigideira, aqueça o azeite em fogo médio. Adicione o alho picado e cozinhe até ficar perfumado. Adicione os cubos de tomate e cozinhe por cerca de 10-15 minutos ou até os tomates amolecerem e liberarem o suco. Adicione manjericão fresco, sal e pimenta. Misture bem. Adicione o espaguete de trigo integral ao molho de tomate fresco na panela e mexa até ficar bem revestido. Sirva o Espaguete Integral com Molho de Tomate Fresco quente, guarnecido com queijo parmesão ralado, se desejar.

SALADA DE MASSA COM LEGUMES GRELHADOS

Tempos de preparação: 15-20 minutos

Tempos de cozimento: 10-15 minutos

Doses Ingredientes para 4 Pessoas:

300 g de macarrão de sua preferência (penne,

farfalle ou outra massa curta)

2 xícaras de vegetais mistos (abobrinha,

pimentão, berinjela, tomate)

corte em fatias ou cubos

2 colheres de sopa de azeite extra virgem

Sal e pimenta preta a gosto

1/4 xícara de manjericão fresco picado

1/4 xícara de queijo feta esfarelado

1/4 xícara de azeitonas pretas, sem caroço e

corte em rodelas (opcional)

Preparação:

Cozinhe o macarrão em uma panela com água e sal seguindo as instruções da embalagem até ficar al dente. Escorra o macarrão, passe por água fria e reserve. Enquanto a massa esfria, você pode grelhar os legumes. Pincele os legumes com azeite e grelhe-os na grelha ou na grelha até ficarem macios e levemente dourados. Tempere com sal e pimenta a gosto. Em uma tigela grande, misture o macarrão resfriado e os vegetais grelhados. Misture bem. Adicione manjericão fresco, queijo feta e azeitonas pretas (se for usar). Misture novamente. Sirva a Salada de Macarrão com Legumes Grelhados em temperatura ambiente ou fria.

RISOTTO DE ESPELTA COM COGUMELOS E PARMESÃO

Tempos de preparação: 15-20 minutos

Tempos de cozimento: 30-35 minutos

Doses Ingredientes para 4 Pessoas:

1 xícara de espelta perolada

250 g de cogumelos mistos (ex.

champignon, cogumelos porcini), carnes
fatiadas

1 cebola picada

2 dentes de alho picados finamente

1/2 xícara de vinho branco seco

4 xícaras de caldo de legumes (quente)

1/2 xícara de parmesão ralado

2 colheres de sopa de azeite extra virgem

Sal e pimenta preta a gosto

Salsa fresca picada (para enfeitar)

Preparação:

Em uma panela, aqueça o azeite em fogo médio. Adicione a cebola picada e o alho e cozinhe até ficar translúcido. Adicione os cogumelos fatiados e cozinhe até soltarem o líquido e dourarem. Adicione a espelta perolada e leve ao forno por cerca de 2 minutos, mexendo sempre. Despeje o vinho branco na panela e cozinhe até evaporar. Comece adicionando o caldo de legumes, uma concha de cada vez, mexendo sempre e esperando que o caldo seja absorvido antes de adicionar mais. Continue este processo até que a espelta esteja cozida e atinja uma consistência cremosa (cerca de 30-35 minutos). Adicione o queijo parmesão ralado e misture até obter uma consistência ainda mais cremosa. Tempere com sal e pimenta a gosto. Decore com salsa fresca picada e sirva o Risoto de Espelta com Cogumelos e Parmesão quente.

CACCIATORA DE FRANGO COM CEVADA INTEIRA

Tempos de preparação: 20-25 minutos

Tempos de cozimento: 45-50 minutos

Doses Ingredientes para 4 Pessoas:

4 coxas ou peitos de frango (com

ou sem pele, sua escolha)

1 cebola picada

2 dentes de alho picados finamente

1 pimentão vermelho cortado em tiras

1 pimentão verde cortado em tiras

1 xícara de tomate pelado, picado

1/2 xícara de vinho tinto seco

1 xícara de cevada integral

2 xícaras de caldo de galinha (quente)

2 colheres de sopa de azeite extra virgem

1 colher de chá de orégano seco

1 colher de chá de alecrim seco

Sal e pimenta preta a gosto

Salsa fresca picada (para enfeitar)

Preparação:

Em uma panela grande ou caçarola, aqueça
o azeite em fogo médio-alto. Adicione o
frango e doure até dourar dos dois lados.
Transfira o frango para um prato e reserve.
Na mesma panela, acrescente a cebola, o alho
e o pimentão. Cozinhe por cerca de 5
minutos ou até os legumes ficarem macios.
Adicione o tomate pelado, o vinho tinto, o
orégano, o alecrim, o sal e a pimenta.
Devolva o frango à panela.

Tampe a panela e cozinhe em fogo médio-
baixo por cerca de 30 a 35 minutos ou até
que o frango esteja cozido e macio. Enquanto
isso, cozinhe a cevada inteira em outra
panela conforme as instruções da
embalagem. Escorra e reserve. Quando o
frango estiver pronto, retire-o da panela e
reserve. Adicione a cevada integral cozida ao
molho da panela e misture bem. Sirva o
Frango Cacciatora com Cevada Integral
quente, guarnecido com salsa fresca picada
se desejar.

PAPPARDELLE INTEIRO COM MOLHO BOLONHÊS

Tempos de preparação: 20-25 minutos

Tempos de cozimento: 45-50 minutos

Doses Ingredientes para 4 Pessoas:

320 g de pappardelle integral

400g de carne magra picada

(bovino, suíno ou misto)

1 cebola picada

2 cenouras picadas

2 talos de aipo picados

2 dentes de alho picados finamente

1 xícara de tomate pelado, picado

1/2 xícara de vinho tinto seco

2 colheres de sopa de azeite extra virgem

1 colher de chá de orégano seco

1 colher de chá de manjericão seco

Sal e pimenta preta a gosto

Preparação:

Em uma panela grande, aqueça o azeite em fogo médio. Adicione a cebola picada, a cenoura e o aipo e cozinhe por cerca de 5-7 minutos ou até os legumes ficarem macios. Adicione o alho picado e cozinhe por um minuto até ficar perfumado. Adicione a carne picada e cozinhe até dourar e ficar totalmente cozida. Despeje o vinho tinto na panela e cozinhe até evaporar. Adicione o tomate pelado, o orégano, o manjericão, o sal e a pimenta. Reduza o fogo e deixe ferver por cerca de 30-35 minutos, mexendo ocasionalmente.

Enquanto isso, cozinhe o pappardelle integral em uma panela com água e sal seguindo as instruções da embalagem até ficar al dente. Escorra o macarrão e reserve. Quando o molho à bolonhesa estiver pronto, acrescente o pappardelle ao molho da panela e misture bem para misturar os sabores. Sirva Pappardelle integral com molho à bolonhesa quente.

SALADA DE QUINOA COM GRÃO DE BICO E PIMENTÃO

Tempos de preparação: 20-25 minutos

Tempos de cozimento: 15-20 minutos

Doses Ingredientes para 4 Pessoas:

1 xícara de quinoa

1 lata de grão de bico escorrido e enxaguado

2 pimentões (um vermelho e um amarelo) corte em cubos

1/2 cebola roxa picada finamente

1/4 xícara de salsa fresca picada

1/4 xícara de azeite extra virgem

Suco de 1 limão

Sal e pimenta preta a gosto

Preparação:

Lave bem a quinoa em água fria corrente. Cozinhe a quinoa conforme as instruções da embalagem. Deixe esfriar. Em uma tigela grande, misture a quinoa cozida, o grão de bico, o pimentão, a cebola roxa e a salsa fresca. Em uma tigela pequena, prepare o vinagrete misturando o azeite, o suco de limão, o sal e a pimenta. Misture bem. Despeje o vinagrete sobre a salada de quinoa e misture até que todos os ingredientes estejam bem revestidos. Sirva a Salada de Quinoa com Grão de Bico e Pimentão em temperatura ambiente ou fria.

ESPAGUETE DE TRIGO SUCRO COM PESTO DE ESPINAFRE

Tempos de preparação: 15-20 minutos

Tempos de cozimento: 10-15 minutos

Doses Ingredientes para 4 Pessoas:

320 g de espaguete de trigo sarraceno

200 g de espinafre fresco

2 dentes de alho picados finamente

1/2 xícara de nozes ou pinhões torrados

1/2 xícara de parmesão ralado

1/2 xícara de azeite extra virgem

Sal e pimenta preta a gosto

Raspas de 1 limão

(opcional, para enfeitar)

Preparação:

Cozinhe o espaguete de trigo sarraceno em uma panela com água e sal seguindo as instruções da embalagem até ficar al dente. Escorra o macarrão e reserve. Numa panela, aqueça um pouco de azeite em fogo médio. Adicione o espinafre fresco e cozinhe até ficar macio e murcho. No liquidificador, misture o espinafre cozido, o alho picado, as nozes ou pinhões torrados, o queijo parmesão ralado e o azeite de oliva extra virgem. Misture até obter um pesto homogêneo. Tempere com sal e pimenta a gosto. Combine o pesto de espinafre com o espaguete de trigo sarraceno e misture até ficar bem revestido. Sirva o Espaguete de Trigo Sarraceno com Pesto de Espinafre quente, enfeitando com raspas de limão raladas, se desejar.

RISOTTO DE CEVADA COM COURGETTES E PIMENTÕES

Tempos de preparação: 20-25 minutos

Tempos de cozimento: 30-35 minutos

Doses Ingredientes para 4 Pessoas:

1 xícara de cevadinha

2 abobrinhas médias cortadas em cubos

1 pimentão vermelho picado

1 cebola picada

2 dentes de alho picados finamente

4 xícaras de caldo de legumes (quente)

1/2 xícara de vinho branco seco

2 colheres de sopa de azeite extra virgem

1/2 xícara de parmesão ralado

Sal e pimenta preta a gosto

Salsa fresca picada (para enfeitar)

Preparação:

Em uma panela, aqueça o azeite em fogo médio. Adicione a cebola picada e o alho e cozinhe até ficar translúcido. Adicione as abobrinhas cortadas em cubos e o pimentão e cozinhe por cerca de 5-7 minutos ou até que os vegetais estejam macios. Adicione a cevadinha e torradas por cerca de 2 minutos, mexendo sempre. Despeje o vinho branco na panela e cozinhe até evaporar. Comece adicionando o caldo de legumes, uma concha de cada vez, mexendo sempre e esperando que o caldo seja absorvido antes de adicionar mais. Continue este processo até que o orzo esteja cozido e atinja uma consistência cremosa (cerca de 30-35 minutos). Adicione o queijo parmesão ralado e misture até obter uma consistência ainda mais cremosa. Tempere com sal e pimenta a gosto. Decore com salsa fresca picada e sirva quente o Risoto de Cevada com Courgettes e Pimentos.

OMELETATA DE OVOS COM BACON E BATATAS

Tempos de preparação: 15-20 minutos

Tempos de cozimento: 15-20 minutos

Doses Ingredientes para 4 Pessoas:

8 ovos

100g de bacon defumado em cubos

2 batatas médias, descascadas e

corte em fatias finas

1 cebola picada

2 colheres de sopa de azeite extra virgem

Sal e pimenta preta a gosto

Queijo ralado

(opcional, para enfeitar)

Salsa fresca picada (para enfeitar)

Preparação:

Numa frigideira antiaderente, aqueça o azeite em fogo médio. Adicione as batatas fatiadas e cozinhe até ficarem macias e levemente douradas. Escorra-os e reserve. Na mesma panela, adicione o bacon em cubos e cozinhe até ficar crocante. Escorra e reserve. Numa tigela, bata os ovos e acrescente a cebola picada, as batatas cozidas e o bacon crocante. Misture bem e adicione sal e pimenta a gosto. Aqueça a frigideira antiaderente e despeje a mistura de ovo, batata e bacon. Cozinhe em fogo médio-baixo por cerca de 10 a 15 minutos ou até que o fundo esteja dourado e o topo quase completamente firme. Para cozinhar a cobertura, você pode colocar a assadeira sob a grelha do forno pré-aquecido por alguns minutos, mas tome cuidado para não deixar queimar. Corte a omelete em rodelas e sirva quente.

ESPAGUETE DE LENTILHA COM MOLHO DE TOMATE

Tempos de preparação: 15-20 minutos

Tempos de cozimento: 20-25 minutos

Doses Ingredientes para 4 Pessoas:

320 g de espaguete de lentilha

(ou outra massa à base de lentilha)

2 xícaras de molho de tomate

2 dentes de alho picados finamente

1 cebola picada

2 colheres de sopa de azeite extra virgem

1 colher de chá de orégano seco

Sal e pimenta preta a gosto

Parmesão ralado (para enfeitar)

Manjericão fresco (para enfeitar)

Preparação:

Em uma panela, aqueça o azeite em fogo médio. Adicione a cebola picada e o alho e cozinhe até ficar translúcido. Adicione o molho de tomate e o orégano seco. Cozinhe em fogo médio-baixo por cerca de 15-20 minutos, mexendo ocasionalmente. Tempere com sal e pimenta a gosto. Enquanto isso, cozinhe o espaguete de lentilhas em uma panela com água e sal de acordo com as instruções da embalagem até ficar al dente. Escorra o macarrão. Combine o espaguete de lentilha com o molho de tomate e misture bem para combinar os sabores. Sirva o Espaguete de Lentilhas com Molho de Tomate quente, guarnecido com queijo parmesão ralado e folhas frescas de manjericão.

PIZZA COM CROSTA DE COUVE-FLOR

Tempos de preparação: 20-25 minutos

Tempos de cozimento: 30-35 minutos

Doses Ingredientes para 4 Pessoas:

Para a crosta de couve-flor:

1 couve-flor pequena, limpa e picada

finamente ou ralado

1 ovo

1 xícara de queijo mussarela ralado

1 colher de chá de orégano seco

Sal e pimenta preta a gosto

Para o tempero:

1/2 xícara de molho de tomate

Queijo mussarela ralado a gosto

Cobertura à sua escolha (ex: tomate fatiado, azeitonas,

cogumelos, pimentos, manjericão fresco, etc.)

Preparação:

Pré-aqueça o forno a 200°C e coloque um tabuleiro forrado com papel vegetal. Em uma tigela, misture a couve-flor picada ou ralada, o ovo, o queijo mussarela ralado, o orégano seco, o sal e a pimenta. Misture até obter uma mistura homogênea. Transfira a massa para a assadeira preparada e espalhe uniformemente para formar uma crosta fina. Coloque a crosta de couve-flor no forno e leve ao forno por cerca de 15-20 minutos ou até dourar. Retire a crosta do forno e adicione o molho de tomate, o queijo mussarela ralado e os ingredientes desejados. Coloque a pizza de volta no forno e cozinhe por mais 10-15 minutos ou até o queijo derreter e dourar. Retire a pizza do forno, corte em rodelas e sirva quente.

LASANHA DE BERINGELA COM RICOTA E ESPINAFRE

Tempos de preparação: 30-35 minutos

Tempos de cozimento: 45-50 minutos

Doses Ingredientes para 4 Pessoas:

2 berinjelas médias, cortadas em fatias finas

1 pacote de lasanha seca

2 xícaras de queijo cottage

2 xícaras de espinafre fresco ou espinafre baby

congelado, cozido e bem espremido

1 xícara de queijo mussarela ralado

1/2 xícara de parmesão ralado

1 ovo

2 xícaras de molho de tomate

2 dentes de alho picados finamente

Sal e pimenta preta a gosto

Salsa fresca picada (para enfeitar)

Preparação:

Pré-aqueça o forno a 180°C e coloque uma
assadeira. Numa panela, aqueça um pouco
de azeite e cozinhe as rodelas de berinjela até
ficarem macias e levemente douradas.
Escorra-os em papel absorvente e reserve.
Em uma tigela, misture a ricota, o espinafre
cozido e espremido, o queijo mussarela
ralado, o queijo parmesão ralado, o ovo, o
alho picado, o sal e a pimenta. Comece a
montar a lasanha, uma camada de cada vez:

começa com uma camada de molho de tomate, seguida de camadas alternadas de lasanha seca, rodelas de berinjela e a mistura de ricota e espinafre. Repita até acabarem os ingredientes, certificando-se de que a última camada seja de queijo e salsada. Cubra a assadeira com papel alumínio e leve ao forno por cerca de 35-40 minutos. Retire o papel alumínio e cozinhe por mais 10-15 minutos ou até a superfície ficar dourada e a lasanha cozida. Decore com salsa fresca picada e deixe descansar alguns minutos antes de servir.

NHOQUE DE ABÓBORA COM MANTEIGA E SÁLVIA

Tempos de preparação: 30-35 minutos

Tempos de cozimento: 10-15 minutos

Doses Ingredientes para 4 Pessoas:

500 g de nhoque de abóbora (disponível

disponível comercialmente ou caseiro)

100g de manteiga

Folhas frescas de sálvia (cerca de 10-12 folhas)

Sal e pimenta preta a gosto

Queijo parmesão ralado

(opcional, para enfeitar)

Preparação:

Leve uma panela com água levemente salgada para ferver. Enquanto isso, em uma frigideira grande, derreta a manteiga em fogo médio. Adicione as folhas frescas de sálvia e cozinhe até a manteiga começar a dourar e as folhas de sálvia ficarem crocantes. Retire a sálvia e reserve. Cozinhe o nhoque de abóbora em água fervente de acordo com as instruções da embalagem ou até que subam à superfície (geralmente leva apenas alguns minutos). Escorra-os com uma escumadeira e transfira-os para a panela com a manteiga e a sálvia. Refogue os nhoques na frigideira por alguns minutos até que fiquem bem revestidos com a manteiga aromatizada. Tempere com sal e pimenta a gosto. Sirva o Nhoque de Abóbora com Manteiga e Sálvia quente, enfeitando com queijo parmesão ralado se desejar.

POLENTA COM COGUMELOS E QUEIJO

Tempos de preparação: 20-25 minutos

Tempos de cozimento: 30-35 minutos

Doses Ingredientes para 4 Pessoas:

1 xícara de fubá para polenta

4 xícaras de caldo de cogumelos ou caldo de legumes

250g de cogumelos mistos, cortados em fatias

1 cebola picada

2 dentes de alho picados finamente

1 xícara de queijo a gosto), cortado em cubos

2 colheres de sopa de azeite extra virgem

Sal e pimenta preta a gosto

Salsa fresca picada (para enfeitar)

Preparação:

Em uma panela, leve o caldo de cogumelos ou de legumes para ferver. Despeje a farinha de milho na panela, mexendo sempre para não formar grumos. Reduza o fogo e cozinhe a polenta em fogo baixo por cerca de 25-30 minutos, mexendo de vez em quando, até ficar espessa e cremosa. Enquanto isso, numa frigideira, aqueça o azeite em fogo médio. Adicione a cebola picada e cozinhe até ficar translúcida. Adicione os dentes de alho picados e os cogumelos fatiados. Cozinhe até que os cogumelos estejam dourados e macios. Tempere com sal e pimenta a gosto. Quando a polenta estiver pronta, desligue o fogo e acrescente o queijo de sua preferência. Mexa até que o queijo derreta completamente na polenta. Sirva a Polenta com Cogumelos e Queijo quente, guarnecida com salsa fresca picada.

ESPAGUETE DE CENOURA COM PESTO DE MANJERICÃO

Tempos de preparação: 20-25 minutos

Tempos de cozimento: 10-15 minutos

Doses Ingredientes para 4 Pessoas:

320 g de espaguete de cenoura (disponível em comercial ou caseiro)

Para o pesto de manjericão:

2 xícaras de folhas frescas de manjericão

1/2 xícara de nozes torradas ou pinhões

2 dentes de alho picados finamente

1/2 xícara de azeite extra virgem

1/2 xícara de parmesão ralado

Sal e pimenta preta a gosto

Suco de limão (opcional, para dar frescor)

Preparação:

Cozinhe o espaguete de cenoura em uma panela com água e sal de acordo com as instruções da embalagem ou até ficar al dente. Escorra o macarrão e reserve. Enquanto isso, faça o pesto de manjericão: No liquidificador, misture as folhas frescas de manjericão, as nozes ou pinhões torrados, o alho picado, o queijo Parmigiano-Reggiano ralado e o azeite virgem extra. Misture até obter um pesto homogêneo. Tempere com sal e pimenta a gosto e, se desejar, adicione um pouco de suco de limão para dar frescor. Combine o pesto de manjericão com o espaguete de cenoura e misture até ficar bem revestido. Sirva o Espaguete de Cenoura com Pesto de Manjericão quente.

RECEITAS
SEGUNDOS PRATOS

FILÉ DE FRANGO GRELHADO COM MOLHO DE ABACATE

Tempo de preparo: 15 minutos

Tempo de cozimento: 10-12 minutos

Doses: 4 pessoas

Ingredientes:

4 filés de frango

Sal e pimenta a gosto

Azeite extra virgem a gosto

1 abacate maduro

Suco de 1 limão

1 dente de alho

Coentro fresco picado

Sal e pimenta a gosto

Preparação:

Marinar a carne: Numa tigela, tempere os filés de frango com sal, pimenta e um fio de azeite. Deixe marinar por pelo menos 15 minutos. Grelhe o frango: Aqueça a grelha e cozinhe os filés por cerca de 5-6 minutos de cada lado ou até ficarem cozidos. Prepare o molho: Enquanto isso, em uma tigela, amasse o abacate com um garfo. Adicione o sumo de lima, os alhos picados, os coentros e tempere com sal e pimenta. Servir: Sirva o frango grelhado com o molho de abacate. Pode acompanhar com uma salada mista ou batatas assadas.

SALMÃO ASSADO COM CROSTA DE PISTACHE

Tempo de preparo: 20 minutos

Tempo de cozimento: 20-25 minutos

Doses: 4 pessoas

Ingredientes:

4 bifes de salmão

50g de pistache sem sal

Pão ralado a gosto

Salsa picada

Alho em pó

Sal e pimenta a gosto

Azeite extra virgem a gosto

Limão

Preparação:

Prepare a crosta: Em um prato raso, pique grosseiramente os pistaches. Adicione o pão ralado, a salsa picada, o alho em pó, o sal e a pimenta. Panar o salmão: Tempere os bifes de salmão com sal, pimenta e um fio de azeite. Passe-os na cobertura de pistache, pressionando levemente para que grudem. Cozinhe no forno: Coloque os bifes de salmão num tabuleiro forrado com papel manteiga e leve ao forno pré-aquecido a 200°C durante aproximadamente 20-25 minutos, ou até o salmão estar cozido e a crosta dourar. Servir: Sirva o salmão com uma rodela de limão. Acompanhe com legumes cozidos no vapor ou salada.

BIFE DE CARNE COM MOLHO DE COGUMELOS

Tempo de preparação: 10 minutos

Tempos de cozimento: 15-20 minutos

Doses Ingredientes para 4 Pessoas:

4 bifes de vaca (cerca de 200-250 g cada)

Sal e pimenta preta a gosto

Azeite virgem extra

Para o molho de cogumelos:

200 g de cogumelos (porcini, champignon ou outros cogumelos à sua escolha), fatiados

2 dentes de alho picados finamente

1/2 xícara de caldo de carne

2 colheres de sopa de manteiga

Salsa fresca picada para enfeitar

Preparação:

Pré-aqueça uma frigideira antiaderente em fogo médio-alto. Pincele levemente os bifes com azeite e tempere com sal e pimenta-do-reino a gosto. Cozinhe os bifes na frigideira pré-aquecida por 3 a 4 minutos de cada lado para mal passado, ou mais se preferir a carne mais mal passada. Retire os bifes da frigideira e deixe-os descansar. Na mesma panela, adicione a manteiga e o alho picado. Cozinhe o alho por um minuto até ficar perfumado. Adicione os cogumelos fatiados e cozinhe até dourar e ficar macio. Despeje o caldo de carne na panela com os cogumelos e leve tudo para ferver. Reduza o fogo e cozinhe em fogo médio-baixo até que o molho reduza um pouco e engrosse. Sirva os bifes quentes, regue com o molho de cogumelos e decore com salsa fresca picada.

FILÉ DE TILÁPIA NO VAPOR COM LEGUMES

Tempo de preparação: 15 minutos

Tempos de cozimento: 15-20 minutos

Doses Ingredientes para 4 Pessoas:

4 filés de tilápia (cerca de 150 g cada)

Sal e pimenta preta a gosto

1 limão cortado em fatias finas

Para os legumes cozidos no vapor:

400 g de mix de vegetais a gosto (brócolis, cenouras, abobrinhas, etc.), cortadas em pedaços

Suco dc 1 limão

Azeite virgem extra

Salsa fresca picada para enfeitar

Preparação:

Pré-aqueça um vaporizador. Tempere os filés de tilápia com sal, pimenta-do-reino e suco de limão. Disponha os filés de tilápia em pratos de vidro e acrescente rodelas de limão em cada filé. Coloque os pedaços de vegetais no vaporizador e cozinhe no vapor por 8 a 10 minutos ou até que os vegetais estejam macios, mas ainda crocantes. Enquanto isso, aqueça uma frigideira antiaderente em fogo médio-alto e pincele levemente com azeite. Cozinhe os filés de tilápia por 2 a 3 minutos de cada lado ou até que a carne fique opaca e lasque facilmente com um garfo. Sirva os filés de tilápia cozidos no vapor com os legumes, guarnecidos com salsa fresca picada e rodelas de limão adicionais, se desejar.

FRANGO ASSADO COM MOLHO DE ABACATE

Tempo de preparação: 15 minutos

Tempos de cozimento: 30-40 minutos

Doses Ingredientes para 4 Pessoas:

4 peitos de frango sem pele e desossados

Sal e pimenta preta a gosto

Azeite virgem extra

Para o molho de abacate:

2 abacates maduros

Suco de 1 limão

2 dentes de alho picados finamente

1/4 xícara de folhas de coentro frescas

1/4 xícara de iogurte grego

Sal e pimenta preta a gosto

Preparação:

Pré-aqueça o forno a 190°C. Tempere os peitos de frango com sal, pimenta preta e um fio de azeite. Coloque os peitos de frango em uma assadeira e leve ao forno pré-aquecido por 30 a 40 minutos ou até que o frango esteja dourado e cozido. Enquanto o frango cozinha, faça o molho de abacate. No liquidificador, misture os abacates descascados, o suco de limão, o alho picado, o coentro fresco, o iogurte grego, o sal e a pimenta-do-reino. Misture até ficar homogêneo. Sirva o frango assado quente, com uma porção generosa de molho de abacate por cima de cada peito de frango.

CAMARÕES GRELHADOS COM MANTEIGA DE ALHO

Tempo de preparação: 15 minutos

Tempos de cozimento: 5-7 minutos

Doses Ingredientes para 4 Pessoas:

16 camarões extra grandes, descascados e limpos

Sal e pimenta preta a gosto

Azeite virgem extra

Para a manteiga de alho:

1/2 xícara de manteiga amolecida

4 dentes de alho picados finamente

Salsa fresca picada para enfeitar

Raspas de limão raladas

Preparação:

Pré-aqueça uma grelha externa ou grelha de cozinha em fogo médio-alto. Tempere os camarões com sal, pimenta preta e um fio de azeite. Em uma tigela pequena, misture a manteiga amolecida com o alho picado. Grelhe os camarões por 2-3 minutos de cada lado ou até ficarem rosados e levemente dourados. Durante os últimos minutos de cozimento, pincele os camarões com a manteiga de alho e cozinhe por mais um minuto para permitir que a manteiga adira. Sirva os camarões grelhados quentes, guarnecidos com salsa fresca picada e raspas de limão raladas.

COSTELA DE PORCO ASSADA COM ESPECIARIAS

Tempo de preparação: 15 minutos

Tempos de cozimento: 2-2,5 horas

Doses Ingredientes para 4 Pessoas:

2kg de costelinha de porco

Sal e pimenta preta a gosto

Para a mistura de especiarias:

2 colheres de sopa de páprica defumada

1 colher de sopa de pimenta preta

1 colher de sopa de sal

1 colher de sopa de açúcar mascavo

1 colher de chá de páprica doce

1 colher de chá de cominho em pó

1/2 colher de chá de pimenta caiena

(opcional para um toque picante)

Preparação:

Pré-aqueça o forno a 150°C. Em uma tigela, misture todos os ingredientes do Spice Rub. Prepare as costelas de porco, retirando as membranas e o excesso de gordura. Tempere as costelas dos dois lados com sal e pimenta-do-reino. Polvilhe generosamente o Spice Rub sobre as costelas de porco, certificando-se de cobrir ambos os lados uniformemente. Embrulhe as costelas em película aderente e deixe-as marinar no frigorífico durante pelo menos 30 minutos ou de preferência várias horas. Coloque as costelas marinadas em uma assadeira e cubra-as com papel alumínio. Cozinhe no forno pré-aquecido por 2 a 2,5 horas ou até que as costelas estejam macias e caiam facilmente dos ossos. Durante os últimos 15-20 minutos de cozimento, você pode descobrir as costelas para dourar levemente. Depois de cozido, sirva a Costelinha de Porco Assada quente.

CURRY DE FRANGO COM LEITE DE COCO

Tempo de preparação: 15 minutos

Tempos de cozimento: 25-30 minutos

Doses Ingredientes para 4 Pessoas:

500g de peito de frango cortado em cubos

Sal e pimenta preta a gosto

2 colheres de sopa de óleo vegetal

1 cebola picada

3 dentes de alho picados finamente

2 colheres de sopa de pasta de curry vermelho ou verde

(dependendo de suas preferências)

1 lata de leite de coco (cerca de 400 ml)

2 colheres de sopa de molho de peixe

1 colher de sopa de açúcar mascavo

Suco de 1 limão

Folhas frescas de manjericão para enfeitar

Preparação:

Tempere os cubos de peito de frango com sal e pimenta-do-reino. Em uma frigideira grande, aqueça o óleo vegetal em fogo médio-alto. Adicione a cebola picada e o alho picado e cozinhe até dourar e perfumado. Adicione a pasta de curry vermelho ou verde à frigideira e mexa por cerca de um minuto para torrar e liberar seus sabores. Adicione os cubos de frango e cozinhe até dourar por todos os lados. Despeje o leite de coco na panela e leve tudo para ferver. Reduza o fogo e cozinhe em fogo médio-baixo por 15 a 20 minutos ou até que o frango esteja cozido e o molho engrosse. Adicione o molho de peixe, o açúcar mascavo e o suco de limão na panela. Misture bem e cozinhe por mais 2-3 minutos. Sirva o Curry de Frango com Leite de Coco quente, guarnecido com folhas frescas de manjericão.

LINGUADO FRANCÊS COM MANTEIGA E SALSA

Tempo de preparação: 15 minutos

Tempos de cozimento: 10-15 minutos

Doses Ingredientes para 4 Pessoas:

4 filés de linguado

Sal e pimenta preta a gosto

1/2 xícara de farinha

2 ovos batidos

2 colheres de sopa de manteiga

2 colheres de sopa de azeite

Suco de 1 limão

2 colheres de sopa de salsa fresca picada

Preparação:

Tempere os filés de linguado com sal e pimenta-do-reino. Passe cada filé de linguado na farinha, certificando-se de que fique bem revestido, e depois mergulhe-o nos ovos batidos. Em uma frigideira grande antiaderente, aqueça a manteiga e o azeite em fogo médio-alto. Cozinhe os filés de linguado na frigideira por cerca de 2-3 minutos de cada lado ou até dourar e ficar crocante. Esprema o suco de limão sobre os filés de linguado e polvilhe com salsa fresca picada antes de servir.

PEITO DE PERU RECHEADO COM ESPINAFRE E QUEIJO

Tempo de preparação: 20 minutos

Tempos de cozimento: 25-30 minutos

Doses Ingredientes para 4 Pessoas:

4 peitos de peru, desossados e sem pele

Sal e pimenta preta a gosto

2 xícaras de espinafre fresco picado

1 xícara de queijo ralado a gosto

(cheddar, mussarela ou qualquer outra coisa de sua preferência)

2 dentes de alho picados finamente

2 colheres de sopa de azeite

1/2 xícara de caldo de galinha

1 copo de vinho branco seco (opcional)

Preparação:

Pré-aqueça o forno a 180°C. Tempere os peitos de peru com sal e pimenta-do-reino. Abra cada peito de peru para formar um bolso. Numa frigideira, aqueça o azeite em fogo médio. Adicione o alho picado e cozinhe por um minuto até ficar perfumado. Adicione o espinafre picado e cozinhe até murchar. Retire a panela do fogo e misture o espinafre com o queijo ralado. Recheie cada peito de peru com a mistura de espinafre e queijo. Coloque os peitos de peru recheados em uma assadeira e despeje o caldo de galinha (e o vinho branco, se for usar) na assadeira. Cubra a assadeira com papel alumínio e leve ao forno pré-aquecido por 25 a 30 minutos ou até que o peru esteja cozido. Sirva os Peitos de Peru Recheados com Espinafres e Queijo quentes, acompanhados com o molho do cozimento se desejar.

ALMÔNDEGAS DE FRANGO COM MOLHO DE TOMATE

Tempo de preparação: 20 minutos

Tempos de cozimento: 20-25 minutos

Doses Ingredientes para 4 Pessoas:

500g de peito de frango picado

1/2 xícara de pão ralado

1/4 xícara de parmesão ralado

1 ovo

1 dente de alho picado

Sal e pimenta preta a gosto

Para o molho de tomate:

1 lata (400 g) de tomate pelado

1/2 cebola picada

2 dentes de alho picados finamente

1 colher de sopa de azeite

Sal e pimenta preta a gosto

Manjericão fresco para enfeitar

Preparação:

Em uma tigela, misture o peito de frango moído, o pão ralado, o queijo parmesão, o ovo, o alho picado, o sal e a pimenta-do-reino. Misture bem até obter uma mistura homogênea. Com as mãos molhadas, molde a mistura em pequenas almôndegas. Numa frigideira antiaderente, aqueça o azeite em fogo médio. Adicione as almôndegas e cozinhe até dourar por todos os lados e ficar cozido, cerca de 20-25 minutos.

Enquanto isso, prepare o molho de tomate. Num tacho, aqueça o azeite e junte a cebola e o alho picados. Cozinhe até ficar dourado e perfumado. Adicione os tomates pelados à panela e amasse-os com um garfo. Cozinhe em fogo médio-baixo por 10 a 15 minutos ou até o molho engrossar. Tempere com sal e pimenta preta a gosto. Sirva as almôndegas de frango quentes, com o molho de tomate por cima e guarnecidas com manjericão fresco.

ATUM GRELHADO COM MOLHO DE AZEITONA PRETA

Tempo de preparação: 15 minutos

Tempos de cozimento: 5-7 minutos

Doses Ingredientes para 4 Pessoas:

4 filés de atum fresco

Sal e pimenta preta a gosto

Para o molho de azeitona preta:

1/2 xícara de azeitonas pretas sem caroço, picadas

2 colheres de sopa de alcaparras picadas

2 colheres de sopa de salsa fresca picada

2 dentes de alho picados finamente

Suco de 1 limão

3 colheres de sopa de azeite extra virgem

Preparação:

Tempere os filés de atum com sal e pimenta-do-reino. Numa tigela, misture as azeitonas pretas picadas, as alcaparras, a salsa fresca picada, o alho picado, o sumo de limão e o azeite virgem extra para fazer o molho. Pré-aqueça uma grelha externa ou grelha de cozinha em fogo alto. Grelhe os filés de atum por 2-3 minutos de cada lado ou até ficarem cozidos na perfeição e com uma crosta dourada clara por fora. Sirva o atum grelhado quente, com uma generosa porção de molho de azeitonas pretas por cima de cada filé.

CURRY DE PORCO COM BRÓCOLI

Tempo de preparação: 15 minutos

Tempos de cozimento: 20-25 minutos

Doses Ingredientes para 4 Pessoas:

500g de carne de porco em cubos

Sal e pimenta preta a gosto

2 colheres de sopa de azeite

1 cebola picada

2 dentes de alho picados finamente

2 colheres de sopa de pasta de curry (de sua preferência)

entre vermelho, verde ou amarelo)

400ml de leite de coco

2 xícaras de brócolis cortados em floretes

Suco de 1 limão

Manjericão fresco para enfeitar

Preparação:

Tempere os pedaços de porco com sal e pimenta-do-reino. Em uma frigideira grande, aqueça o azeite em fogo médio. Adicione a cebola picada e o alho picado e cozinhe até dourar e perfumado. Adicione os pedaços de porco à panela e cozinhe até dourar por todos os lados. Adicione a pasta de curry e misture bem com a carne e a cebola. Despeje o leite de coco na panela e leve tudo para ferver. Reduza o fogo e cozinhe em fogo médio-baixo por 10 a 15 minutos ou até que a carne esteja cozida e o molho engrosse. Enquanto isso, em uma panela separada, cozinhe os brócolis no vapor até ficarem macios, mas ainda crocantes. Adicione o brócolis cozido ao curry de porco e cozinhe por mais 2-3 minutos. Esprema o suco de limão sobre o prato antes de servir e decore com folhas frescas de manjericão.

FRANGO COM MOLHO DE CAJU E LEGUMES

Tempo de preparação: 15 minutos

Tempos de cozimento: 15-20 minutos

Doses Ingredientes para 4 Pessoas:

4 peitos de frango cortados em fatias ou cubos

Sal e pimenta preta a gosto

1 colher de sopa de azeite

1 cebola picada

2 dentes de alho picados finamente

1 pimentão vermelho cortado em tiras finas

1 pimentão verde cortado em tiras finas

1 xícara de castanha de caju sem sal, torrada

1 xícara de leite de coco

2 colheres de sopa de molho de soja

2 colheres de sopa de açúcar mascavo

Preparação:

Tempere as fatias de frango com sal e pimenta-do-reino. Em uma frigideira grande, aqueça o azeite em fogo médio. Adicione a cebola picada e o alho picado e cozinhe até dourar e perfumado. Adicione as tiras de pimentão vermelho e verde à panela e cozinhe até ficarem macios. Torre as castanhas de caju em uma frigideira separada até dourar e ficar crocante. Deixe de lado. Adicione as fatias de frango à panela com os legumes e cozinhe até ficar totalmente cozido. Em uma tigela separada, misture o leite de coco, o molho de soja e o açúcar mascavo. Despeje essa mistura na panela com o frango e os legumes. Adicione as castanhas de caju torradas à panela e cozinhe por mais 2-3 minutos ou até o molho engrossar ligeiramente. Sirva o Frango com Molho de Caju e Legumes quente, guarnecido com manjericão fresco.

BIFE DE SALMÃO COM MOLHO PESTO

Tempo de preparação: 10 minutos

Tempos de cozimento: 10-15 minutos

Doses Ingredientes para 4 Pessoas:

4 bifes de salmão

Sal e pimenta preta a gosto

2 colheres de sopa de azeite

Para o molho pesto:

2 xícaras de folhas frescas de manjericão

1/2 xícara de parmesão ralado

1/2 xícara de nozes ou pinhões

2 dentes de alho picados

1/2 xícara de azeite extra virgem

Sal e pimenta preta a gosto

Preparação:

Tempere os bifes de salmão com sal, pimenta preta e um pouco de azeite. Pré-aqueça uma grelha externa ou grelha de cozinha em fogo médio-alto. Grelhe os bifes de salmão por 4 a 5 minutos de cada lado ou até que estejam cozidos e tenham uma crosta dourada por fora. Enquanto isso, faça o Molho Pesto: No liquidificador, misture o manjericão fresco, o queijo parmesão, as nozes ou pinhões, o alho picado, o azeite virgem extra, o sal e a pimenta-do-reino. Misture até ficar homogêneo. Sirva os bifes de salmão grelhado quentes, com o Molho Pesto por cima.

COSTELA DE CORDEIRO GRELHADA COM MOLHO DE HORTELÃ

Tempo de preparação: 15 minutos

Tempos de cozimento: 15-20 minutos

Doses Ingredientes para 4 Pessoas:

16 costelas de cordeiro

Sal e pimenta preta a gosto

Para o molho de menta:

1/2 xícara de folhas de hortelã fresca

1/4 xícara de iogurte grego

2 colheres de sopa de suco de limão

2 colheres de sopa de azeite

Sal e pimenta preta a gosto

Preparação:

Tempere as costeletas de cordeiro com sal e pimenta-do-reino. Pré-aqueça uma grelha externa ou grelha de cozinha em fogo médio-alto. Grelhe as costelas de cordeiro por 5-7 minutos de cada lado ou até que estejam cozidas no ponto de sua preferência (mal passado, médio ou bem passado). Enquanto isso, faça o Molho de Menta: No liquidificador, misture as folhas de hortelã fresca, o iogurte grego, o suco de limão, o azeite, o sal e a pimenta-do-reino. Misture até ficar homogêneo. Sirva as costelas de cordeiro grelhadas quentes, com o molho de hortelã por cima.

OMELETE DE OVOS COM BACON E COGUMELOS

Tempo de preparação: 10 minutos

Tempos de cozimento: 15-20 minutos

Doses Ingredientes para 4 Pessoas:

8 ovos

100g de bacon em cubos

200g de cogumelos frescos, fatiados

1 cebola picada

2 colheres de sopa de azeite

Sal e pimenta preta a gosto

Parmesão ralado a

prazer (opcional)

Salsa fresca picada

para enfeitar (opcional)

Preparação:

Numa frigideira antiaderente, aqueça o azeite em fogo médio. Adicione o bacon em cubos e cozinhe até ficar crocante. Adicione a cebola picada e os cogumelos fatiados à panela e cozinhe até os cogumelos ficarem macios e a cebola dourar. Numa tigela, bata os ovos com sal e pimenta-do-reino. Despeje os ovos batidos na frigideira com o bacon, os cogumelos e a cebola. Cozinhe em fogo médio-baixo até que os ovos estejam quase completamente firmes. Se desejar, polvilhe a omelete com queijo ralado e leve à grelha do forno a 180°C até o queijo derreter e dourar levemente. Sirva a omelete quente, guarnecida com salsa fresca picada, se preferir.

FRANGO DE ALECRIM COM MOLHO DE VINHO BRANCO

Tempo de preparação: 15 minutos

Tempos de cozimento: 25-30 minutos

Doses Ingredientes para 4 Pessoas:

4 peitos de frango

Sal e pimenta preta a gosto

2 colheres de sopa de azeite

2 raminhos de alecrim fresco

1/2 xícara de vinho branco seco

1/2 xícara de caldo de galinha

2 colheres de sopa de manteiga

Salsa fresca picada

para enfeitar (opcional)

Preparação:

Tempere os peitos de frango com sal e pimenta-do-reino. Em uma frigideira grande, aqueça o azeite em fogo médio-alto. Adicione os peitos de frango e doure até dourar dos dois lados. Adicione raminhos de alecrim fresco à panela. Despeje o vinho branco na panela e cozinhe em fogo médio até o vinho reduzir pela metade. Adicione o caldo de frango e deixe cozinhar em fogo médio-baixo por cerca de 10 a 15 minutos ou até que o frango esteja totalmente cozido e o molho engrosse um pouco. Adicione a manteiga à panela e mexa até derreter no molho. Sirva o frango com alecrim com o molho quente de vinho branco, guarnecido com salsa fresca picada se desejar.

CAMARÕES PICANTES COM MOLHO DE PIMENTÃO

Tempo de preparação: 15 minutos

Tempos de cozimento: 5-7 minutos

Doses Ingredientes para 4 Pessoas:

500 g de camarões descascados e limpos

Sal e pimenta preta a gosto

2 colheres de sopa de azeite

2 dentes de alho picados finamente

1 pimenta vermelha fresca, picada

(adicione mais ou menos dependendo

seu nível de tempero preferido)

Suco de 1 limão

Salsa fresca picada para enfeitar (opcional)

Preparação:

Tempere os camarões com sal e pimenta-do-reino. Em uma frigideira grande, aqueça o azeite em fogo médio-alto. Adicione o alho picado e a pimenta vermelha picada e cozinhe por cerca de 1 minuto ou até ficar perfumado. Adicione os camarões à panela e cozinhe por 2-3 minutos de cada lado ou até ficarem rosados e totalmente cozidos. Esprema o suco de limão sobre os camarões e misture bem. Sirva os camarões picantes com molho de pimenta quente, guarnecidos com salsa fresca picada se preferir.

TOFU FRITO COM LEGUMES E MOLHO DE SOJA

Tempo de preparação: 15 minutos

Tempos de cozimento: 10-15 minutos

Doses Ingredientes para 4 Pessoas:

400g de tofu cortado em cubos

2 colheres de sopa de azeite

2 dentes de alho picados finamente

1 pimentão vermelho cortado em tiras finas

81 pimentões verdes, cortados em tiras finas

1 cenoura cortada em tiras finas ou juliana

1/2 xícara de brócolis, dividido em raminhos pequenos

1/4 xícara de molho de soja

1 colher de sopa de açúcar mascavo

1 colher de sopa de amido de milho

Salsa fresca picada para enfeitar (opcional)

Preparação:

Em uma frigideira grande, aqueça o azeite em fogo médio-alto. Adicione o tofu em cubos e cozinhe até dourar por todos os lados. Retire o tofu da panela e reserve. Na mesma panela, adicione o alho picado e os legumes (pimentão, cenoura, brócolis) e cozinhe por 5 a 7 minutos ou até os legumes ficarem macios, mas ainda crocantes. Enquanto isso, prepare o molho misturando o molho de soja, o açúcar mascavo e o amido de milho em uma tigela. Assim que os vegetais estiverem cozidos, coloque o tofu de volta na panela e despeje o molho por cima. Cozinhe por mais 2-3 minutos ou até o molho engrossar ligeiramente. Sirva o tofu frito com legumes e molho de soja picante, guarnecido com salsa fresca picada, se desejar.

FRANGO PARMESÃO COM MASSA INTEIRA

Tempo de preparação: 20 minutos

Tempos de cozimento: 30 minutos

Doses Ingredientes para 4 Pessoas:

4 peitos de frango

Sal e pimenta preta a gosto

1 xícara de farinha

2 ovos batidos

2 xícaras de pão ralado

Azeite para fritar

1 xícara de molho marinara

1 xícara de mussarela ralada

1/2 xícara de parmesão ralado

300 g de macarrão integral

Salsa fresca picada para enfeitar (opcional)

Preparação:

Monte uma estação de empanar com três pratos: um com farinha, outro com ovos batidos e outro com pão ralado. Tempere os peitos de frango com sal e pimenta-do-reino, depois passe-os primeiro na farinha, depois nos ovos batidos e por último no pão ralado. Aqueça o azeite em uma frigideira grande em fogo médio-alto e frite os peitos de frango até dourar dos dois lados e ficar totalmente cozido. Retire-os da panela e reserve. Em uma panela separada, cozinhe o macarrão integral de acordo com as instruções da embalagem.

Escorra o macarrão. Em uma assadeira, adicione metade do molho marinara. Disponha os peitos de frango fritos por cima do molho. Cubra os peitos de frango com o restante do molho marinara e polvilhe por cima a mussarela ralada e o parmesão ralado. Asse no forno pré-aquecido a 180°C por cerca de 15 minutos ou até o queijo derreter e dourar. Sirva o frango à parmegiana quente sobre macarrão integral, guarnecido com salsa fresca picada, se preferir.

BIFE DE PORCO ASSADO COM BATATAS DOCES

Tempo de preparação: 15 minutos

Tempos de cozimento: 35-40 minutos

Doses Ingredientes para 4 Pessoas:

4 bifes de porco

Sal e pimenta preta a gosto

2 colheres de sopa de azeite

2 batatas doces, descascadas e fatiadas

1 cebola cortada em rodelas

2 raminhos de alecrim fresco

2 colheres de sopa de manteiga

Salsa fresca picada para enfeitar (opcional)

Preparação:

Pré-aqueça o forno a 200°C. Tempere os bifes de porco com sal e pimenta preta. Em uma frigideira grande, aqueça o azeite em fogo médio-alto. Adicione os bifes de porco e frite por 2-3 minutos de cada lado ou até dourar. Em uma assadeira, arrume as rodelas de batata-doce e as rodelas de cebola. Coloque os bifes de porco por cima das batatas e das cebolas. Adicione os raminhos de alecrim e a manteiga sobre os bifes. Cubra a assadeira com papel alumínio e leve ao forno pré-aquecido por cerca de 25 a 30 minutos ou até que os bifes estejam cozidos e as batatas macias. Sirva os bifes de porco assados com batata doce quente, guarnecidos com salsa fresca picada se desejar.

SALMÃO EM PAPEL COM RISOTTO DE CEVADA

Tempo de preparação: 20 minutos

Tempos de cozimento: 20-25 minutos

Doses Ingredientes para 4 Pessoas:

4 filés de salmão

Sal e pimenta preta a gosto

2 xícaras de cevada

1 cebola picada

2 dentes de alho picados finamente

4 xícaras de peixe quente ou caldo de legumes

1 xícara de vinho branco seco

1 limão em fatias finas

4 folhas de papel manteiga ou papel alumínio

Azeite virgem extra

Salsa fresca picada para enfeitar (opcional)

Preparação:

Pré-aqueça o forno a 180°C. Tempere os filés de salmão com sal e pimenta-do-reino. Coloque cada filé em uma folha de papel manteiga ou papel alumínio. Numa panela, aqueça um pouco de azeite e refogue a cebola e o alho até dourar. Adicione a cevada à panela e toste por alguns minutos. Despeje o vinho branco na panela e deixe evaporar. Adicione o peixe quente ou o caldo de legumes, aos poucos, mexendo sempre e continuando a cozinhar a cevada até ficar macia e cremosa.

Coloque um filé de salmão em cada folha de pergaminho ou papel alumínio. Espalhe a cevada cozida junto aos filés. Adicione algumas rodelas de limão por cima do salmão e feche bem os pacotes de pergaminho ou papel alumínio. Asse no forno pré-aquecido por cerca de 15-20 minutos ou até que o salmão esteja cozido e lasque facilmente com um garfo. Sirva o salmão assado em papel alumínio com risoto de cevada quente, guarnecido com salsa fresca picada se preferir.

CACCIATORA DE FRANGO COM POLENTA

Tempo de preparação: 15 minutos

Tempos de cozimento: 1 hora

Doses Ingredientes para 4 Pessoas:

4 coxas de frango (coxas e sobrecoxas)

Sal e pimenta preta a gosto

2 colheres de sopa de azeite

1 cebola picada

2 dentes de alho picados finamente

1 pimentão vermelho cortado em tiras

1 pimentão verde cortado em tiras

1 abobrinha cortada em rodelas

1 xícara de tomate pelado

1/2 xícara de vinho tinto

1 colher de sopa de orégano seco

1 xícara de farinha de polenta

4 xícaras de água

Salsa fresca picada para enfeitar (opcional)

Preparação:

Em uma panela grande, aqueça o azeite em fogo médio-alto. Adicione as coxas de frango e doure até dourar por todos os lados. Retire o frango da panela e reserve. Na mesma panela, adicione a cebola, o alho, o pimentão e a abobrinha. Cozinhe por 5 a 7 minutos ou até que os vegetais estejam macios. Adicione o tomate pelado, o vinho tinto e o orégano. Devolva o frango à panela.

Cubra e cozinhe em fogo médio-baixo por cerca de 45 minutos ou até que o frango esteja cozido e o molho engrosse. Enquanto isso, prepare a polenta colocando água para ferver em uma panela separada. Aos poucos, misture a farinha de polenta na água fervente, mexendo sempre até ficar espessa e cremosa. Se desejar, acrescente manteiga e parmesão ralado para deixar a polenta ainda mais saborosa. Sirva o frango Cacciatore quente sobre a polenta, guarnecido com salsa fresca picada se preferir.

FILÉ DE TRUTA COM QUINOA E LEGUMES

Tempo de preparação: 15 minutos

Tempos de cozimento: 20-25 minutos

Doses Ingredientes para 4 Pessoas:

4 filés de truta

Sal e pimenta preta a gosto

1 xícara de quinoa

2 xícaras de água ou caldo de legumes

2 colheres de sopa de azeite

1 cebola roxa em fatias finas

2 cenouras cortadas em rodelas finas

1 abobrinha cortada em rodelas finas

1 pimentão vermelho cortado em tiras

Suco de 1 limão

Preparação:

Pré-aqueça o forno a 180°C. Tempere os filés de truta com sal e pimenta-do-reino. Coloque cada filé em papel alumínio ou papel manteiga. Em uma panela, coloque água ou caldo de legumes para ferver. Adicione a quinoa e cozinhe conforme instruções da embalagem. Depois de cozido, reserve. Em uma frigideira grande, aqueça o azeite em fogo médio. Adicione a cebola roxa, a cenoura, a abobrinha e o pimentão vermelho. Cozinhe os vegetais por 5 a 7 minutos ou até ficarem macios, mas ainda crocantes. Esprema o suco de limão sobre os legumes. Coloque os legumes assados sobre os filés de truta. Sele bem os pacotes de papel alumínio ou pergaminho. Asse no forno pré-aquecido por cerca de 15 minutos ou até que o peixe esteja cozido e lasque facilmente com um garfo. Sirva o filé de truta com quinoa e legumes quentes, guarnecido com salsa fresca picada se preferir.

BIFE DE CARNE COM PURÊ DE COUVE-FLOR

Tempo de preparação: 15 minutos

Tempos de cozimento: 25-30 minutos

Doses Ingredientes para 4 Pessoas:

4 bifes de vaca (200g cada)

Sal e pimenta preta a gosto

1 couve-flor cortada em floretes

2 colheres de sopa de manteiga

2 dentes de alho picados finamente

1/2 xícara de leite

2 colheres de sopa dc parmesão ralado

Salsa fresca picada para enfeitar (opcional)

Preparação:

Leve uma panela com água levemente salgada para ferver. Adicione os floretes de couve-flor e cozinhe por 10-12 minutos ou até ficar macio. Escorra a couve-flor. Em uma frigideira, aqueça a manteiga em fogo médio-alto. Adicione o alho picado e cozinhe por 1-2 minutos ou até ficar perfumado. Misture a couve-flor cozida com a manteiga de alho, o leite, o parmesão ralado, o sal e a pimenta-do-reino até obter um purê cremoso. Ajuste a consistência com mais leite, se necessário. Tempere os bifes com sal e pimenta-do-reino e cozinhe na grelha ou em uma frigideira em fogo médio-alto por 3 a 5 minutos de cada lado ou até ficarem no ponto de sua preferência. Sirva o bife do lombo com purê de couve-flor quente, guarnecido com salsa fresca picada se desejar.

OMELETATA DE OVOS
COM BACON E BATATAS

Tempo de preparação: 15 minutos

Tempos de cozimento: 20-25 minutos

Doses Ingredientes para 4 Pessoas:

8 ovos

100g de bacon defumado em cubos

2 batatas médias descascadas e cortadas em rodelas finas

1 cebola picada

Sal e pimenta preta a gosto

2 colheres de sopa de azeite

Queijo ralado a gosto (opcional)

Salsa fresca picada para enfeitar (opcional)

Preparação:

Pré-aqueça o forno a 180°C. Numa frigideira antiaderente, aqueça o azeite em fogo médio. Adicione o bacon em cubos e cozinhe até ficar crocante. Retire o bacon da frigideira e reserve. Na mesma panela, adicione as rodelas de batata e a cebola picada. Cozinhe até que as batatas estejam douradas e macias, cerca de 10 a 12 minutos. Retire as batatas e a cebola da panela. Numa tigela, bata os ovos e tempere com sal e pimenta-do-reino a gosto. Despeje os ovos batidos na frigideira e espalhe o bacon crocante, as batatas e a cebola uniformemente sobre os ovos.

Cozinhe a omelete em fogo médio-baixo por 5 a 7 minutos ou até que as bordas comecem a endurecer. Transfira a panela para o forno pré-aquecido e cozinhe a omelete por mais 8 a 10 minutos ou até ficar totalmente cozida e com a superfície dourada. Opcionalmente, polvilhe a omelete com queijo ralado e leve ao forno por alguns minutos para derreter. Sirva a omelete quente, guarnecida com salsa fresca picada, se preferir.

CURRY DE FRANGO COM ARROZ INTEGRAL

Tempo de preparação: 15 minutos

Tempos de cozimento: 30-35 minutos

Doses Ingredientes para 4 Pessoas:

4 peitos de frango cortados em cubos

Sal e pimenta preta a gosto

2 colheres de sopa de azeite

1 cebola picada

2 dentes de alho picados finamente

2 colheres de sopa de pasta de curry (dependendo

nível desejado de tempero)

1 lata de leite de coco (400 ml)

2 colheres de sopa de pasta de tomate

2 xícaras de arroz integral, cozido

Salsa fresca picada para enfeitar (opcional)

Preparação:

Em uma frigideira grande, aqueça o azeite em fogo médio-alto. Adicione os cubos de frango e cozinhe até dourar por todos os lados. Retire o frango da panela e reserve. Na mesma panela, adicione a cebola picada e o alho picado. Cozinhe por 2-3 minutos até dourar. Adicione a pasta de curry e cozinhe por mais um minuto, mexendo bem. Despeje o leite de coco e a pasta de tomate na panela. Mexa bem para combinar os ingredientes. Retorne o frango à panela e cozinhe em fogo médio-baixo por 15 a 20 minutos ou até que o frango esteja cozido e o molho engrosse. Sirva o curry de frango sobre arroz integral quente, guarnecido com salsa fresca picada, se desejar.

LINGUADO FRANCÊS COM RISOTTO DE COGUMELOS

Tempo de preparação: 20 minutos

Tempos de cozimento: 30-35 minutos

Doses Ingredientes para 4 Pessoas:

4 filés de linguado

Sal e pimenta preta a gosto

Farinha para empanar

2 ovos batidos

2 colheres de sopa de manteiga

2 colheres de sopa de azeite

Suco de 1 limão

1 xícara de arroz arbóreo

200g de cogumelos mistos, cortados em fatias

1 cebola picada

2 dentes de alho picados finamente

1/2 xícara de vinho branco seco

4 xícaras de caldo de galinha quente

2 colheres de sopa de manteiga para o risoto

Queijo parmesão ralado

para enfeitar (opcional)

Salsa fresca picada para

enfeite (opcional)

Preparação:

Numa tigela, bata os ovos e tempere com sal
e pimenta. Coloque a farinha para empanar
num prato. Passe os filés de linguado
primeiro na farinha e depois no ovo batido.
Em uma frigideira grande, aqueça a
manteiga e o azeite em fogo médio-alto.
Cozinhe os filés de linguado até dourar dos
dois lados, cerca de 2-3 minutos de cada lado.
Esprema o suco de limão sobre os filés e
reserve.

Na mesma panela, adicione a cebola picada e o alho. Cozinhe por 2-3 minutos até dourar. Adicione o arroz Arborio e os cogumelos picados e cozinhe por mais um minuto, mexendo bem. Despeje o vinho branco na panela e cozinhe até evaporar. Comece adicionando o caldo de galinha, uma concha de cada vez, mexendo sempre e esperando que o líquido seja absorvido antes de adicionar mais. Continue esse processo até que o risoto fique cremoso e o arroz cozido (cerca de 18-20 minutos). Misture a manteiga ao risoto e tempere com sal e pimenta-do-reino a gosto. Sirva o linguado francês sobre o risoto de cogumelos, guarnecido com parmesão ralado e salsa fresca picada, se preferir.

PORCO MOSTARDA COM CENOURA PURA

Tempo de preparação: 15 minutos

Tempos de cozimento: 25-30 minutos

Doses Ingredientes para 4 Pessoas:

4 bifes de porco

Sal e pimenta preta a gosto

2 colheres de sopa de mostarda Dijon

2 colheres de sopa de azeite

4 cenouras médias, descascadas e cortadas em rodelas

2 batatas médias, descascadas e cortadas em cubos

2 colheres de sopa de manteiga

1/2 xícara de leite

Salsa fresca picada para enfeitar (opcional)

Preparação:

Pré-aqueça o forno a 180°C. Tempere os bifes de porco com sal, pimenta-do-reino e mostarda Dijon dos dois lados. Em uma frigideira grande, aqueça o azeite em fogo médio-alto. Cozinhe os bifes de porco até dourar dos dois lados, cerca de 3 a 4 minutos de cada lado. Transfira os bifes de porco para uma assadeira e leve ao forno pré-aquecido por 15 a 20 minutos ou até que estejam cozidos e atinjam a temperatura interna desejada. Enquanto isso, leve uma panela com água salgada para ferver. Adicione as cenouras e as batatas e cozinhe até ficarem macias, cerca de 15 a 20 minutos. Escorra-os. Amasse as cenouras e as batatas com um pilão ou garfo. Adicione a manteiga e o leite e misture até obter uma consistência cremosa. Tempere com sal e pimenta preta a gosto. Sirva os bifes de porco com mostarda com o purê de cenoura quente, guarnecido com salsa fresca picada se desejar.

CAMARÕES EM CREME DE COCO COM ZOODLES

Tempo de preparação: 15 minutos

Tempos de cozimento: 15-20 minutos

Doses Ingredientes para 4 Pessoas:

500 g de camarões descascados e limpos

Sal e pimenta preta a gosto

2 colheres de sopa de azeite

1 cebola roxa picada

2 dentes de alho picados finamente

1 pimenta vermelha fresca picada (opcional)

1 lata de leite de coco (400 ml)

1 limão, suco e raspas

4 abobrinhas transformadas em zoodles

(cortado em juliana como espaguete)

Salsa fresca picada para enfeitar (opcional)

Preparação:

Em uma frigideira grande, aqueça o azeite em fogo médio-alto. Adicione a cebola picada, o alho e a pimenta malagueta (se for usar) e cozinhe por 2-3 minutos até dourar. Adicione o camarão à panela e cozinhe por 3 a 4 minutos ou até ficar rosado e firme. Retire o camarão da frigideira e reserve. Na mesma panela, despeje o leite de coco, o suco e as raspas de limão.

Misture bem e cozinhe em fogo médio por 5-7 minutos ou até o molho engrossar um pouco. Adicione o camarão ao molho de coco e cozinhe por mais 2-3 minutos. Tempere com sal e pimenta preta a gosto. Enquanto isso, prepare os zoodles com um espiralizador ou descascador de vegetais para criar tiras finas de abobrinha. Sirva o camarão e o creme de coco sobre os zoodles de abobrinha, enfeitando com salsa fresca picada, se desejar.

CARNE DE PORCO COM SALADA DE CALES

Tempo de preparação: 15 minutos

Tempos de cozimento: 3 horas

(no forno em temperatura baixa)

Doses Ingredientes para 4 Pessoas:

1kg de carne de porco (pá ou lombo) cortada em pedaços

Sal e pimenta preta a gosto

2 colheres de sopa de azeite

1 cebola picada

3 dentes de alho picados finamente

1 xícara de caldo de galinha

1/2 xícara de molho barbecue

1/4 xícara de vinagre de maçã

1 colher de sopa de açúcar mascavo

1 colher de chá de páprica defumada (opcional)

4 pães de hambúrguer ou brioche

960g. de repolho verde, em fatias finas

1 cenoura ralada

1/2 xícara de maionese

2 colheres de sopa de vinagre de vinho tinto

Sal e pimenta preta a gosto

Preparação:

Pré-aqueça o forno a 350°F se você planeja cozinhar a carne de porco no forno. Tempere a carne de porco com sal e pimenta preta. Em uma frigideira grande, aqueça o azeite em fogo médio-alto. Adicione a carne de porco e doure por todos os lados até dourar. Transfira a carne de porco para uma panela elétrica (se for usar) ou uma assadeira (se for cozinhar no forno). Na mesma panela, adicione a cebola picada e o alho.

Cozinhe por 2-3 minutos até dourar. Adicione o caldo de galinha, o molho barbecue, o vinagre de maçã, o açúcar mascavo e a páprica defumada (se for usar). Deixe ferver tudo e despeje sobre a carne de porco. Leve a carne de porco ao forno, cubra a assadeira com papel alumínio e cozinhe por 3 a 4 horas ou até ficar macia. Enquanto a carne de porco cozinha, prepare a salada de repolho. Em uma tigela grande, misture o repolho, a cenoura, a maionese, o vinagre de vinho tinto, o sal e a pimenta-do-reino a gosto. Reserve. Depois de cozido, desfie a carne de porco com um garfo até obter consistência puxada. Sirva a carne de porco desfiada em pães de hambúrguer ou brioche, acompanhada de salada de repolho fresca.

FRANGO COM GERGELIM COM BRÓCOLIS NO VAPOR

Tempo de preparação: 15 minutos

Tempos de cozimento: 15-20 minutos

Doses Ingredientes para 4 Pessoas:

4 peitos de frango sem pele

Sal e pimenta preta a gosto

2 colheres de sopa de sementes de gergelim

2 colheres de sopa de óleo de gergelim

2 colheres de sopa de molho de soja

1 colher de sopa de mel

2 dentes de alho picados finamente

4 xícaras de brócolis cortados em floretes

1 colher de sopa de azeite

Preparação:

Pré-aqueça o forno a 200°C. Tempere os peitos de frango com sal, pimenta-do-reino e sementes de gergelim. Em uma frigideira grande antiaderente, aqueça o óleo de gergelim em fogo médio-alto. Adicione o frango e cozinhe por 2-3 minutos de cada lado até dourar. Numa tigela, misture o molho de soja, o mel e o alho picado. Despeje esta mistura sobre o frango na panela. Transfira a panela para o forno pré-aquecido e cozinhe por 10 a 12 minutos ou até que o frango esteja cozido e o suco escorra claro quando furado com um garfo. Enquanto isso, leve uma panela com água levemente salgada para ferver. Adicione os brócolis e cozinhe no vapor por 3-4 minutos ou até ficarem macios, mas crocantes. Escorra e tempere com um pouco de azeite, sal e pimenta-do-reino. Sirva o frango com gergelim com os brócolis cozidos no vapor.

SALMÃO GRELHADO COM MOLHO DE MANTEIGA DE AMÊNDOA

Tempo de preparação: 10 minutos

Tempos de cozimento: 10-15 minutos

Doses Ingredientes para 4 Pessoas:

4 filés de salmão

Sal e pimenta preta a gosto

2 colheres de sopa de azeite

1 xícara de amêndoas torradas

4 colheres de sopa de manteiga

Suco de 1 limão

Salsa fresca picada

para enfeitar (opcional)

Preparação:

Pré-aqueça a grelha em fogo médio-alto. Tempere os filés de salmão com sal, pimenta preta e azeite. Em uma frigideira, derreta a manteiga em fogo médio. Adicione as amêndoas torradas e cozinhe por 2-3 minutos até a manteiga dourar. Adicione o suco de limão ao molho de manteiga e misture bem. Grelhe os filés de salmão por 4-5 minutos de cada lado ou até que estejam cozidos no ponto desejado. Despeje o molho de manteiga de amêndoa sobre o salmão grelhado e decore com salsa fresca picada, se desejar.

ATUM GRELHADO COM MOLHO DE ABACATE

Tempo de preparação: 15 minutos

Tempos de cozimento: 5-7 minutos

Doses Ingredientes para 4 Pessoas:

4 filés de atum fresco

Sal e pimenta preta a gosto

2 colheres de sopa de azeite

Para o molho de abacate:

2 abacates maduros, descascados

e privado da pedra

Suco de 1 limão

2 colheres de sopa de coentro fresco picado

Sal e pimenta preta a gosto

Preparação:

Pré-aqueça a grelha em fogo médio-alto. Tempere os filés de atum com sal, pimenta preta e azeite. Grelhe o atum por 2-3 minutos de cada lado ou até que esteja cozido no ponto desejado. O atum pode ser servido levemente rosado no centro. Enquanto isso, prepare o molho de abacate. Numa tigela, amasse a polpa do abacate com um garfo. Adicione o suco de limão, o coentro fresco picado, o sal e a pimenta-do-reino. Misture bem até obter um molho cremoso. Sirva o atum grelhado com o molho de abacate por cima.

CONCLUSÃO

Obrigado por reservar um tempo para ler este livro sobre a Dieta de Ciclismo de Carboidratos para Iniciantes. Espero que você tenha achado as informações úteis e que o ajudem a atingir seus objetivos de saúde e condicionamento físico. A jornada para um corpo em forma e saudável é única para cada um de nós, e estou honrado por poder compartilhar com você uma abordagem que pode fazer uma diferença real em sua vida. Se você achou este livro útil, convido você a deixar um comentário. Seu feedback é extremamente valioso, não só para mim, mas também para outros leitores que possam se beneficiar dessas informações. Uma crítica positiva pode ajudar este livro a alcançar mais pessoas, apoiando-as na sua jornada para uma vida mais saudável. Por fim, quero expressar minha sincera gratidão por ter escolhido ler este livro. Seu compromisso em melhorar sua saúde e bem-estar é verdadeiramente admirável e espero que este livro tenha ajudado você em sua jornada.

desejo a você o melhor para o futuro e agradeço mais uma vez por compartilhar parte de sua jornada comigo. Esta conclusão cria uma conexão pessoal com os leitores, expressando gratidão e incentivando-os a deixar uma avaliação de forma gentil e positiva. Por isso, finalizamos este livro com um convite: seja protagonista da sua saúde, vivencie o Carb Cycling com responsabilidade e aproveite os resultados que ele advém. Que 2024 seja o ano em que você começará a viver sua vida ao máximo, com energia, vitalidade e confiança. Feliz jornada para uma versão nova e melhor de você mesmo! Obrigado por escolher "Dieta de Carb Cycling 2024" como seu guia. Que você tenha sucesso em seu caminho para uma saúde e bem-estar ideais! Amor,

[TERY LONG]

www.ingramcontent.com/pod-product-compliance
Lightning Source LLC
Chambersburg PA
CBHW061746250726
48657CB00001B/34